# 歯医者の99％は手抜きをする

ダメな歯医者の見抜き方　いい歯医者の見分け方

歯学博士
長尾周格

竹書房

# 目次

## 第2章 治るものも治らないむし歯治療の現実

## 第3章　歯周病の本質を理解しようとしない歯医者

## 第4章　子どもの将来を変えてしまう危険な小児歯科



## 第5章　一般歯科医院に絶対に相談してはいけない矯正治療

## 第7章 取り返しのつかない危険がいっぱいの審美歯科

## 第8章 予防歯科――本当の予防法とは

# まえがき――執筆にあたって

まずは数多くの歯科医療に関する本の中から、本書をお手に取っていただいたことについて、感謝の言葉を述べさせていただきます。

本書の『歯医者の99%は手抜きをする』というタイトルを見て、多くの方が驚いていることと思います。しかし正確には、我が国にはびこる多くの歯科診療をめぐる勘違いによって、多くの歯医者が、やむなく手抜きをせざるを得ない状況におかれていると言った方が正しいでしょう。

私のクリニックは予防を専門としていますが、実際に行われている予防歯科は、多くの人がイメージしている予防歯科というものと、違ったものであると思います。

というのも、私のクリニックでは歯磨き指導はもちろん、フッ素塗布やシーラント（奥歯の溝を樹脂で埋める処置）など、一般的に予防歯科と考えられているような診療処置や指導は行っていません。

なぜなら、後述するようにこのような診療処置や指導をすることによって、むし歯を予防することはできないからです。

このような勘違いは、一般の人はもちろん、なんと歯医者の間にも存在します。私は、

「世の中にむし歯、歯周病、不正咬合などの歯科疾患で苦しむ人がたくさんいるのは、むし歯、歯周病、不正咬合の原因とその正しい予防法を多くの人々が知らないからだ」

と考えています。

そして、正しい予防歯科の考え方やあり方を伝えるために、本を執筆したり、全国で講演会を行ったり、インターネットを通じて発信したりしています。

そういった活動の中でしばしば私が受けるのは、

「良い歯医者を紹介して欲しい」

「歯医者をどうやって選んだら良いか」

といった声です。

こういう要望や質問があること自体、多くの人が一般的に行われている歯科医療に何らかの不信感を持っている証拠ではないでしょうか。

不信感を持つということは、歯医者にかかる時に当初抱いていた期待と、実際の対応や治療との間にギャップがあるということです。

つまり、多くの人は、

「歯医者の大多数は良い治療をしている良い歯医者であり、治療がひどい歯医者はごく一部」

と考えているにもかかわらず、実際には、不快な思いをしたり、ひどい歯医者の噂や評判を聞いたりしているということだと思います。

しかし、私に言わせれば、

「質の高い良い治療をしている歯医者は全体のごく一部であり、大多数の歯医者の治療の質は低くひどい」

というのが、実情なのです。

ですから、私は前述したような要望や質問には、

「私はいかなる歯医者も紹介しませんし、歯医者を選ぶことは基本的にできないんですよ」

と答えています。

私は、日本の歯科医療にはこのような勘違いが、非常にたくさんあると考えています。そして、こういった勘違いがあるために、多くの人が歯医者を適切に選択できなかったり、希望する治療が受けられなかったりするのです。

多くの人がこのような勘違いをしているために、歯科治療の現場において、歯医者と患

者の間でなかなか話も通じませんし、噛み合いません。

そこで日本の歯科医療における勘違いを正し、なるべく多くの人に、日本の歯科医療の真の姿を知ってもらうための一助になればと考え、筆をとった次第です。

あわせて、むし歯、歯周病、不正咬合を予防するためになすべき正しい知識についてもお伝えしていきたいと思います。

本書が多くの人にとって自分の求める歯医者選びに役立つことを願い、ひいては日本の歯科医療の現実を多くの人が知ることで、日本の歯科医療が少しでもより良い方向に変わっていく役に立てれば、著者としてこれに勝る喜びはありません。

第1章

# 日本の保険医療制度が抱える大問題

## 数年で取れてしまう詰め物

皆さんは歯医者に対して、どのようなイメージを持っているでしょうか？

多くの人は、痛い、怖い、治療に通う回数が多い、お金がかかるなど、マイナスのイメージを持っているのではないでしょうか。

そして残念なことではありますが、それらは単なるイメージではなく、多くの場合、現実に起こっていることです。

ですから多くの人が、なるべくなら、歯医者にはかかりたくないと思うのは無理もないことなのです。

しかし、現実問題として、歯が痛くなったり、歯が欠けたり、歯ぐきが腫れたりして、日常生活に支障が出ると、歯科医院に治療を受けに行かなければならなくなります。

歯科医院に行くと、窓口で保険証の提示を求められ、問診票を記入した後、診療室に通されて診察を受けることになります。診療室では基本的な問診や口腔内の診査、レントゲン検査、歯周組織検査（歯ぐきの状態の検査）などを行い、口の中の状態を歯医者が診断します。歯医者は患者に診断結果を伝え、治療法を説明し、患者の同意を得てから治療を行います。

通常は痛いところや気になっているところから治療を始め、まずは患者の不快症状を取るようにします。

歯が痛いのなら、とりあえず痛みを取るための処置を、歯ぐきが腫れているのなら、とりあえず歯ぐきの腫れを引かせるための処置を行います。しかし、これらは不快症状を取り除くための応急処置ですから、きちんと治療を行うためには、その後何度か通院して治療処置を続けていく必要があります。

歯医者の指示通り予約を取って通院し、すべての治療が終われば終了となるのですが、多くの歯科医院では、治療終了後、定期検診を勧めてくると思います。多くは3カ月から6カ月ごとの定期検診を勧められ、歯科医院によっては定期検診のお知らせのハガキまで送ってくれるところもあるでしょう。

これが一般的な歯科医院で行われている治療の流れであると思います。

しかし、治療が終了したと安心するのもつかの間、しばらく経つと、また歯が痛くなったり、歯ぐきが腫れたりして、歯科医院に行かなければならなくなります。

詰め物が取れたり、歯が欠けたりすることもあるでしょう。もしくは定期検診で歯医者にかかったら、新たなむし歯を発見され、また治療が必要だと言われるかもしれません。このような場合、定期検診でむし歯が早期発見されたから、簡単な治療で済んで良かったと考える人が多いのではないでしょうか。

しかし、実は多くの人が当たり前だと感じているこの流れには、大きな落とし穴が潜んでいるのです。

歯医者できちんと治療したはずなのに、また歯が痛くなったり、歯ぐきが腫れたり、詰め物が取れたり、歯が欠けたりするのは、偶然そうなったのではなくて、そうなるべくしてなったのだとしたら？

そこには患者が歯医者に求める治療というものの認識と、歯医者が考えている治療というものの認識とが、異なっているという問題があります。

その認識の違いが生み出すのが、まえがきで述べた勘違いなのです。治療者である歯医者と、患者との間に知らぬ間に横たわっている勘違いこそが、歯科のトラブルの根本にあるのです。

## 良質の治療が経営難を招く

多くの人はむし歯になったら、自宅や学校、あるいは職場の近くの歯科医院に行くことでしょう。

ところで、日本の歯科医院の多くは個人開業であり、一般医科に比べると大学病院や大病院は少数しか存在しません。そして一般的に、大学病院や大病院の歯科にかかるためには紹介状が必要になるため、誰もが気軽に受診できるわけではありません。

また、これは歯科医院であろうと一般医科病院であろうと、同じことなのですが、これらの組織は、基本的には治療を行うことによって、治療費という対価を受け取って経営している営利組織です。

「医は仁術」という言葉がありますが、現実的には歯科医院や病院の経営はボランティアでも何でもなく、営利を目的としていますから、最終的な運営目的はいかに自己組織の利益を追求するかということになるのは必然でしょう。

利益の追求という観点から見ると、よりたくさんの治療をすればするほど、より大きな利益を上げることができるということになります。

では、よりたくさんの治療を行うには、どうしたらよいでしょう。

当然のことながら、できる限り数多くの患者が来てくれれば、たくさんの治療を行うことができます。しかしながら、患者の数は無限ではありません。ですから、一度顧客となった患者がくり返し来てくれることが重要になってくるのです。

つまり、一度の治療で定期検診すら必要ないほど完治してしまう患者は、歯科医院にとって経営的メリットが小さい患者と言えます。逆に何度もくり返し、異常を訴えて、通い続けてくれる患者は、経営的メリットが大きい患者ということになります。

このように歯科医院も営利組織であるという見方をすると、患者にとっての利益と歯科医院にとっての利益というものが、一致しないということがわかります。

つまり、歯科医院が良質の治療を行えば行うほど、再治療に結びつかない可能性が高くなってしまいますから、結果として治療行為が減っていき、経営も苦しくなっていくことが予想されます。逆に、再発の可能性が高いような治療を行えば、何度も治療に来てくれることになり、多くの利益を生み出すことになるわけです。

もちろん、再発させるため質の低い治療を行うなどあってはならないことなのですが、残念ながら、実際にこのような悪質な治療行為を意図的に行う歯医者は存在します。

ただし、そういう歯医者はごく少数でしょう。私も現役の歯医者ですから同業者を糾弾したいわけではありませんし、実際私の知る歯医者の多くは患者のために懸命に働いています。

ただ、意図的ではないものの、結果として、くり返し歯科医院に通うことになってしまうような治療行為がまん延しているのが、日本の歯科診療の実情であると言わざるを得ない現実があるのです。

実は、問題の本質は、個々の歯医者の問題というよりは、日本の保険歯科医療制度にあるのです。日本の保険歯科医療制度が持つ本質的な欠陥により、多くの歯医者が苦しんでいるというのが実情に近いでしょう。

すなわち歯科医療における勘違いを生み出す根源に、日本の保険歯科医療制度の問題が存在するのです。歯医者も患者も不幸にしている日本の保険歯科医療制度の問題や実情について、これから説明していきたいと思います。

## 日本の歯科医療制度の悲惨な実態

日本が誇る国民皆保険制度は、国民すべてに保険医療制度への加入が義務づけられています。ですから理屈的には無保険者というのは存在しません。これは日本国民であれば誰もが安価で良質の医療を受けられる制度だと、一般的には考えられています。

確かに国民すべてが安価で医療を受けられるという点については正しいと言ってよいと思います。しかし、良質の医療ということについては、国民と医療従事者との間で大きな認識の差が存在しており、これが勘違いを生む原因になっています。

保険診療では、初診料や再診料、各処置に対して、国が定めた請求できる金額が事細かく点数によって決められています。これは診療報酬点数というもので、初診料は○○点、むし歯の処置は○○点、レントゲン○○点など決められていて、これは全国一律同一料金、同一サービスということになっています。ですから、東京で歯科治療を受けても、沖縄や北海道で歯科治療を受けても、同じ人が同じ保険で同じ治療を受けたとしたならば、原則として支払う治療費は同じで済むということです。

一般的に、歯科医院で保険診療を受けた場合の一回あたりの治療にかかる診療報酬点数は平均500点と言われています。診療報酬点数1点は10円として計算されますから、患者を一回処置すると歯科医院には5千円の収入が入ることになります。ちなみに、患者が実際に支払う治療費は、この診療報酬点数に対する自己負担分（一般的には3割負担、保険の種類によって異なります）のみになりますので、この場合は1500円を支払うことになります。

また、歯科医院が保険診療で利益を出すためには、一日の来院患者数が平均30人以上必要とされています。

このモデルケースで一般的な歯科医院の収入を計算してみましょう。

一日30人の患者が来院すると一日の診療報酬点数は1万5千点となり、診療日が1カ月あたり20日だとすると、1カ月あたりの診療報酬点数は30万点になります。つまり1カ月の売り上げは300万円ということです。

ここから家賃や光熱費、歯科衛生士などに支払う人件費、歯科技工士（歯に被せる金属などの製作・加工を行う専門職）に支払う歯科技工代、各種材料費、リース費などの諸経費を差し引くと、立地や条件によって異なりますが、歯科医院を経営している院長の取り分としては大体50～100万円になると考えられます。

ここから歯科医院長の年収を単純計算すると600万円~1200万円ということになります。諸経費のうち、家賃や人件費などの固定費について言えば、一般的に大都市部であればあるほど高額であるため、東京の都心部などの歯科医院では院長の収入が減っていくことになります。

そもそも採算分岐点である来院患者数30人というのは、結構な人数です。

例えば診療時間が、朝の10時から夜7時までだとします。昼休みを1時間半とっているとすると、実質的な診療時間は7時間半です。7時間半で30人治療するとなると、単純計算で、ひとりあたりにかける平均治療時間は15分ということになります。実際に歯科医院で患者ひとりの治療にかける平均的な治療時間は15分程度と言われています。

ここで考えてほしいのは、一回の治療につき15分しかかけられないのだとしたら、はたしてそれで質の高い治療を行うことができるかということです。

当然のことながら、質の高い治療を行うためには、時間と手間がかかるものです。

振り返って、なぜ15分しか治療時間をかけられないかと言うと、一日あたり30人の患者を治療しなければ、歯科医院が利益を出すことができないということが原因なのです。では、なぜ一日あたり30人の患者を治療しなければならないかというと、それは日本の歯科の保険診療報酬が、きわめて低いということに行き着くのです。

日本の歯科治療費は、二〇〇五〜二〇〇六年時点で既にOECD(経済協力開発機構)加盟先進国平均の1／6〜1／8、アメリカの専門医の1／12〜1／20という、非常に安い金額に抑えられており、現在ではOECD加盟先進国平均の1／10、アメリカの専門医の1／20〜1／30ほどでしかありません。

しかも、歯科における診療報酬点数はかれこれ30年以上、実質変わっていません。一般的な物価の上昇や治療機器や治療素材の価格上昇などについて考慮すれば、歯科治療費は、30年前と比べると安くなっているとさえ言えます。

なぜ日本の歯科治療費はこんなに安いのかというと、厚生労働省が増加する日本の総医療費を抑制するために、もう30年以上も歯科医療費を抑制する政策をとり続けてきたからです。この厚生労働省の歯科医療費抑制政策によって、日本の保険歯科診療は、いびつに歪んでしまったのです。

保険診療は、患者からすれば安く医療が受けられる制度です。しかし、安いものには安いなりの理由があるのです。先進諸外国と比較して異常に低い診療報酬のツケは、結局治療の質の低下として、患者が払う羽目となっているのです。

保険診療ではこのような事情から、質の高い治療を期待するのは難しくなっています。

## 原因は日本の歯医者過剰にあらず

とはいえ、一日の平均来院患者数が30人であれば採算はとれるわけですし、年収600万~1千万円というのは決して少なくないと言う人もいると思います。

しかし歯科医院の実態はもっと悲惨です。平成二十三年に厚生労働省が出している「医療施設（静態・動態）調査・病院報告の概要」と「患者調査」から、実際の歯科医院の一日平均来院患者数を見ていきます。

このデータによると、歯科医院の一日平均来院患者数は、全国平均で20・0人となっています。東京都にいたっては、15・3人しかいません。

もちろん、この数値は平均値ですから、この数値より多い患者が来院する歯科医院もあれば、平均値より少ない来院患者数の歯科医院もあるわけです。しかし、その平均値ですら、採算の目安とされる一日来院患者数30人という目標数値からは、ほど遠いということがわかります。

つまり、ほとんどの歯科医院は採算ラインである一日来院患者30人をクリアできていないということなのです。

こういった実情に対して厚生労働省は、

「日本の歯医者数が過剰なため過当競争や歯科医院の経営悪化が起こっている」

としていますが、これはとんだ見当違いの見解です。

というのも人口10万人あたりの歯医者数をみると日本は74人ですが、先進諸外国と比較すると、アメリカ153人、イギリス97人、フランス67人、ドイツ75人、スウェーデン80人となっており、日本は歯医者が多いどころか、むしろフランスに次いで少ないということがわかります（WHOのデータベースより、一部独自に算出）。

それにもかかわらず、採算ラインである一日平均来院患者数30人という数値を達成できていない歯科医院が多いということは、この目標数値自体が間違っているということになります。

とはいうものの、多くの歯科医院が採算ラインの患者数を確保できていないはずなのに、多くの歯科医院がつぶれることなく営業し続けています。

採算ラインより患者が少ないにもかかわらず、なぜ経営が成り立つのか、そこに日本の保険歯科診療の本質的な問題があるのです。

患者が集まらず、経営不振の歯科医院が日本にはたくさんあります。

特に家賃や人件費などが高い上に、前記データからわかるように一日平均来院患者数の少ない東京都では特に悲惨な状況となっています。

それにもかかわらず、経営難の歯科医院がつぶれないのは、支出を減らし、収入を増やすことで何とかやりくりしているからです。

多くの歯科医院が経営努力をして経営を成り立たせているのですが、その経営努力は必ずしも健全な経営努力だけとは限りません。

そもそも保険の診療報酬がＯＥＣＤ加盟先進国の平均歯科治療費のほぼ1／10だという時点で、普通の経営努力だけで成り立たないのは当然です。そのため健全ではない経営努力をしていくことになります。そして主な健全ではない経営努力は次に挙げるものになります。

●診療の質を極限まで下げること

●架空請求や水増し請求などの不正請求を行うこと

## ●保険外の診療を患者に売りつけ、ぼったくること

この三つの悪しき経営努力が行われているのです。

## 保険診療では大事なものが削られる

まず、経営が苦しい歯科医院が最初にすることは、経費削減です。経営の合理化と言えば聞こえは良いですが、歯科医院が経費を削減すれば、それはすなわち診療の質の低下につながります。

経費削減において、まず最初に対象とされるものの一つに、歯科技工代があります。歯の詰め物や被せ物、部分入れ歯や総入れ歯といった歯科技工物は、歯科技工士という専門の国家資格を持った人が作っています。かつては歯科医院の中に技工室があり、常勤の歯科技工士が歯科技工を担当する形態が主流でしたが、近年の歯科技工の複雑化と効率化のために、専門の歯科技工所に技工物の製作を外注するケースが増えてきました。

保険歯科診療においては歯科医院で技工物を装着する時の治療費は国が定めています

が、歯科医院が歯科技工所に技工物の製作を依頼する時の料金は定められていません。このため歯科技工代は値切る対象になりやすく、歯科専門の経営コンサルタントの中には、歯科技工代を値切ることを奨励するような輩まで存在します。

しかし歯科技工料が適正な価格でなくなれば、料金と品質は比例しますから当然質も劣化します。近年では特に人件費の安い海外へ歯科技工物を発注する流れも存在し、質の低下は留まるところを知りません。歯科技工士の生活も当然圧迫され、生活できずに廃業する歯科技工士も増加しています。

そしてまた、往々にして経費を削るために犠牲になるのは、診療の質だけでなく、衛生管理や感染対策にも及びます。そこには医療機関として、最低限の滅菌・消毒の概念すら崩壊する、モラルハザードが存在しています。

患者が集まらない歯科医院では、患者ごとに本来交換すべき使い捨てグローブを使いまわしたりします。歯を削るハンドピース（エアタービン、エンジンなど）の滅菌を行わない、器具の消毒をちゃんと行わないなどは日常茶飯事、ひどいところになれば局所麻酔のカートリッジを使いまわすところまであるそうです。このように、感染症がまん延してもおかしくない状況が放置されているのです。

実際アメリカでは歯科治療が原因でエイズに感染したという訴訟がありました。日本で同様の訴訟があっても、何らおかしくはありません。

また、人件費を削減するために歯科衛生士を雇わずに、資格を持たない歯科助手に患者の口の中の処置を行わせる歯科医院も多くあります。歯科助手にスケーリング（歯石取り）や、型取り、詰め物や被せ物のセット後の余剰セメント除去をさせたりする歯医者は少なくありませんが、これは立派な違法行為です。しかし残念ながら、このような違法行為がまかり通っているのが現状です。

ちなみに歯科衛生士というのは国家資格で、患者に許される範囲での治療的処置を行うことができますが、歯科助手というのは何の資格も必要としないもので、診療や治療にかかわることはできません。

さらに経営が苦しい歯科医院では、収入を増やすべく経費削減の他にも、様々な悪しき経営努力を行っています。

歯科医院が収入を増やすためには、来院患者数を増やすこと、患者ひとりあたりの治療費を多くすることが必要となります。

そのために、歯科医院では、治療が必要になる人を増やし、過剰な診療・治療を行うことによって、多額の治療費を請求するための経営努力が行われることになります。
いくつか例を挙げると、

**●むし歯の無い歯をむし歯として、歯を削って治療費を取る**

**●明らかにむし歯など無かったであろう奥歯の歯の溝の部分がすべて削られて、詰め物が入れられている**

**●学校の歯科検診でむし歯ありとされて当クリニックに来た子どもたちの多くは、実際にはむし歯が無いか、初期むし歯の状態で食事指導のみで治療の必要が無い場合が多い**

といった例は、私自身が臨床の現場で見てきました。

歯医者は治療をしなければ治療費はおろか、初診料すら請求できません。それに歯を削ってしまえばむし歯があったかどうかはわからなくなります。これが過剰診療を生む温床となっているのです。しかし一度削ってしまった歯は決して元には戻りません。それに削って詰め物や被せ物が入っている歯というのは、健全な歯に比べてどうしても弱くなってしまいます。将来歯を失うリスクが高くなってしまうのですから、歯は極力削るべきではないのです。

## 不正診療・不正請求の手口

保険診療の問題は診療の質の低下に留まりません。低すぎる診療報酬でやりくりするために、多くの歯科医院では不正診療や不正請求が横行しているという実態があります。

先ほど述べたような本来治療の必要のない歯を治療することは立派な不正診療の一つですが、不正診療・不正請求の手口は、他にもたくさんあります。

不正診療・不正請求の手口として最も一般的に行われているのは、定期検診でしょう。

歯医者で治療が終わった後、

「〇カ月後に定期検診にいらっしゃってください」

と言われたら、確実に不正診療です。というのも保険診療には療養担当規則というルールが定められていますが、その中に「定期検診の禁止」および「傾向診療の禁止」が明記されているからです。

ですから定期検診を行っている歯科医院は、不正診療・不正請求を行っていることになります。

では、傾向診療の禁止とはどういうことでしょう？　傾向診療というのは、「患者の口の中を診査してみたら、治療が必要な疾患が見つかったため、その治療を行った」という行為を禁止するというものです。一見普通のことのように思われますが、この傾向診療が許されるのであれば、歯医者は患者を継続的に定期検診に呼んでは、歯周病やむし歯が見つかったとして、治療を行うことができるようになるからです。

特に歯周病などは、口の中に証拠が残りませんから、歯医者のさじ加減一つで、いくらでも病気とすることができてしまいます。

歯周病と診断して、スケーリング（歯石取り）などの治療行為を行うことができるのであれば、実質的に定期検診の禁止が有名無実化してしまいます。このため療養担当規則で禁止されているのです。

架空請求は不正請求の一つですが、やはり歯周病に関連した手口が多いようです。このように、低すぎる診療報酬の埋め合わせとして、歯周病関連の架空請求がまん延しているということは、逆に考えると保険診療を行う歯科医院において、本当の歯周病治療はまともに行われていないということすら考えられます。

もちろん、真面目にちゃんとした歯周病治療を行っている歯科医院も存在しますが、残念なことに今日の日本の保険診療を行っている歯科医院においてはそういう歯医者はまれであり、多くの歯医者が不正請求のネタとして歯周病治療を利用しているのが現実です。他にも実際に行っていない指導や管理の点数だけを請求したり、ひどいところでは来院日数を水増しして不正請求したりするところもあります。

二〇一五年にも暴力団がらみで組織的な不正請求が行われていたというニュースがありましたが、歯科においては細かな不正請求は常態化しているのが実態なのです。

## ぼったくりが横行する混合診療の黙認

歯科医院における不正請求をめぐる問題はそれだけではありません。異常に安い診療報酬と患者数の減少にもかかわらず、多くの歯科医院がつぶれることなく営業し続けられるのには、他にもカラクリがあるのです。そのカラクリとは、混合診療の黙認です。

混合診療の黙認とは、どのようなカラクリなのか、それを説明するために、まずは混合診療とは何かについて説明しましょう。

一言で言うと、混合診療とは、保険診療と保険外診療とをミックスして受ける診療のことです。保険外診療というのは、保険の適応が認められていない治療法のことで、一部の先進医療や審美的な処置などが一般的です。保険診療と先進医療が一緒に受けられるのだから、良いことだと思われるかもしれませんが、日本では混合診療は認められていないのです（ただし二〇一六年四月から、「患者申出療養」という形で一部混合診療が認められるようになりました。しかしこれは先進医療など、一部の治療のみで適応となる例外です）。そして、混合診療の禁止とは、単に保険外診療に保険が適応されないというだけではありません。

例えばガン患者が保険診療で治療を受けていたとします。しかし、保険診療だけでは、経過が思わしくないため、保険外の先進医療（例えば重粒子線治療など）や、保険適応外の抗ガン剤の使用などを行ったとします。こうした場合、このガン患者は保険外治療の費用全額を負担するのみならず、それまでに保険診療で行われてきた過去の治療まで遡ってすべてが保険外扱いとなり、すべての治療について保険負担分を含む全額を支払わなくてはなりません。結果として患者には大きな経済的負担が生じることになるわけです。

もし、混合診療が解禁されれば、従来の保険診療を受け続けることができ、保険外診療の部分についてだけ自己負担すれば良いということになります。これだけ聞けば、混合診療を解禁すべきと思われるかもしれません。しかし混合診療を解禁するには大きな問題が潜んでいます。混合診療によって起こり得る問題について、日本医師会のホームページに説明されているので、抜粋して紹介します。

①政府は、財政難を理由に、保険の給付範囲を見直そうとしています。混合診療を認めることによって、現在健康保険でみている療養までも、保険外とする可能性があります。
②混合診療が導入された場合、保険外の診療の費用は患者さんの負担となり、お金のある人とない人の間で、不公平が生じます。
③医療は、患者さんの健康や命という、もっとも大切な財産を扱うものです。お金の有無で区別すべきものではありません。保険外として取り扱われる診療の内容によっては、お金のあるなしで必要な医療が受けられなくなることになりかねません。

これは日本医師会の主張ですから、すべて鵜呑みにするわけにはいきません。しかし、本質的なところは良く突いていると思います。そして日本医師会が憂慮している混合診療解禁によって起こるであろう問題が、日本の保険歯科診療においては、すでに現実のものとなっているのです。

ただし表向きは、歯科においても保険医療制度の元では混合診療は禁止されています。とはいえこれは建前であり、実際には混合診療が行われています。厚生労働省は、表向き歯科でも混合診療は禁止であると言っておきながら、事実上は混合診療を黙認しているのです。

例えば保険歯科診療でむし歯の治療を行った後、詰め物や被せ物で保険外のセラミックの詰め物・被せ物を勧められたことはありませんか？　あるいは実際に保険外の詰め物・被せ物を入れたことがある人は多いでしょう。これはまさに混合診療に当たります。

歯科においては、セラミックの詰め物・被せ物や、インプラントが保険外診療として行われている主な治療です。しかし、これら代表的なものを含めて、保険外診療で使用される診療材料や薬剤、あるいは処置方法などの多くは、厚生労働省によって医療用材料、医療手技、医薬品として認可を受けています。ですから日本国内でこれらの治療を行うことは違法ではありませんが、保険適応にはなっていないため、患者に大きな負担のかかる保険外診療になってしまうのです。

そもそも歯科でセラミックの医療材料の認可が下りていて、セラミックが従来の歯科用金属やプラスチックよりも強度や耐久性、安全性に優れているのであれば、セラミックを保険適応にすべきだと思います。

それはさておき、皆さんは、なぜ歯科では混合診療が黙認されているのか、不思議に思いませんか？

実は、歯科での混合診療黙認の裏側には、厚生労働省と日本歯科医師会との闇取引が存在しているのです。

厚生労働省には歯科の保険給付を減らしたいという狙いがあります。その一方で歯科医院には収入を増やしたいという切実な願いがあります。この双方の思惑と利益が一致することから混合診療黙認のルールが作られていったのです。

歯医者からすれば、極端に安い保険の診療報酬を受け入れる代わりに、保険外診療を混合診療で行うことを認めさせ、厚生労働省としては保険外診療の混合診療を黙認する代わりに、保険の診療報酬を抑制することを認めさせた、というわけです。

これが日本の歯科医療を腐敗させることになったのです。

歯科の保険診療において混合診療が黙認されることによって、多くの保険医療歯科医院では、より利益の見込める保険外診療へと患者を誘導するようになりました。

基本的に保険外診療は決められた料金というものがなく、非常に高額です。また、料金の設定が歯科医院の裁量によるものであるため、どのくらいが適正なのかということが患者にはわかりにくくなっています。そのため、ぼったくりとも言える、質を伴わない高額なだけの保険外診療が、まかり通っているのです。

多くの歯科医院が患者の数が少ないにもかかわらず、つぶれることなく続けていけるカラクリは、この保険外診療で患者からぼったくっているからなのです。

いやいや、保険歯科診療では混合診療が事実上黙認されているからといって、保険外診療＝ぼったくり

というのは、いくらなんでも言い過ぎではないか、と思われる方もいるでしょう。しかし多くの歯科医院は保険診療における安過ぎる診療報酬の見返りに、保険外診療を売り上げることで経営を成り立たせています。ということは、保険診療部分で出た赤字を埋め合わせるために、保険外診療に赤字部分の金額が上乗せされていることになります。これは特に東京などの都心部の歯科医院で顕著です。これは立派なぼったくりでしょう。

そしてまた、表向きは歯科も混合診療が禁止されているために、おかしなことになって

います。というのは、

「保険で認められている治療は、保険診療で行わなければならない」

というルールが存在するからです。

例を挙げると、このルールの存在によって、保険診療歯科医院では根管治療（歯の神経を取る、いわゆる歯の根の治療）は、保険診療で行わなければなりません。保険診療歯科医院が保険外で根管治療を行うことは明確な違法行為です。

アメリカの場合、専門医が行う根管治療の費用は、大臼歯で概ね2千ドル程度です。これに対し日本の保険診療では、点数の高い抜髄で計算すると、大臼歯で計二日かかったとして、9900円となります（初診料や再診料は別途）。

私は、日本の保険診療歯科医院で行われている根管治療の質は極めて低いと考えています。その上、保険外診療でもいいから質の高い根管治療を受けたいと希望しても保険診療歯科医院では、保険外の根管治療を受けることはできないのです。これは先ほど言ったように保険診療のルールでは混合診療の禁止によって、根管治療を保険外診療で行ってはいけないからです。

保険外の被せ物を入れる時は、根管治療まで保険診療で行って、支台築造から保険外で行うこととされています。たとえ保険外の高額な被せ物を歯にセットしたとしても、根管治療の不備によって歯ぐきが腫れたり、痛みが出たりしたら、再治療のために歯の被せ物を壊して除去しなくてはいけません。実際、被せ物が入っている歯の再治療のほとんどが、根管治療の不備によるものとなっているのです。

保険診療によって、質の低い根管治療を行った歯の被せ物に、高額な被せ物を、歯科医院の赤字分まで上乗せされた状態で売りつけられていることもあるというわけです。いわば、耐震基準を満たしていないマンションのようなものです。

もちろん歯医者だって本音を言えば、そんなことをしたくはないでしょう。しかし保険診療の異常に安過ぎる診療報酬ではやりくりできない以上、混合診療に手を出さざるを得ない場合が多いというのが実情です。

他にも混合診療の問題は指摘すればたくさんありますが、厚生労働省もこういう問題は半ば黙認状態です。何せ根本の原因が安過ぎる診療報酬であり、厚生労働省としては医療費の高騰に頭を悩ませている以上、歯科医療費を上げるわけにもいかず、見て見ぬふりというありさま。本当に日本の歯科医療は地に落ちています。

混合診療を行っている歯科医院でも、良心的な診療を行っているところはあるかもしれません。しかし、日本の保険医療制度で禁止されているはずの混合診療が黙認されていて、それを利用して儲けている歯医者が存在する以上、いつまでも歯科だけ混合診療を黙認し続けることは問題でしょう。

このような歯科医療の問題を根本から改善するためには、診療報酬をOECD加盟先進国平均並みに大幅に値上げすること、その上で保険適応の治療の範囲を広げること、そして混合診療を医科並みに厳密に禁止することが必要です。しかし当面歯科医療制度の改革が行われそうな動きはありませんから、このような現状が続く以上、患者の側からすれば日本の歯科医療の現実を知った上で賢く歯医者を選ぶより仕方がありません。

確かに歯科では、

『保険診療と保険外診療が混在する、あるいは保険給付と保険外の患者負担が混在することを混合診療と呼ぶ。現在の日本の健康保険制度では保険診療と保険外診療を併用することは原則として禁止されている。ただし、保険診療と保険外診療が混在することは、次の二点に関して認められている。

①保険外併用療養費制度には「評価療養」と「選定療養」がある。「評価療養」は高度の医療

技術を用いた療養その他の療養であって保険適応を評価する必要のあるもの。「選定療養」は患者さんの選択を広げる意味合いで、特別の病室の提供などについて認められているもの。歯科では前歯の金合金等、金属床総義歯、予約診療、時間外診療、小児う触の指導管理などがある。

②歯科通知文　第12部　歯冠修復及び欠損補綴《ほてつ》　通則21にて定められた事項

保険給付外の材料等による歯冠修復及び欠損補綴は保険給付外の治療となるが、この取扱いは、歯及び口腔に対する治療体系が細分化されている歯科治療の特殊性に鑑み、当該治療を患者が希望した場合に限り、歯冠修復にあっては歯冠形成（支台築造を含む）以降、欠損補綴にあっては補綴時診断以降を、保険給付外の扱いとする。その際に、当該治療を行った場合は、診療録に自費診療への移行等や当該部位に係る保険診療が完結している旨が判るように明確に記載する』

となっていますから、一部の混合診療は合法となっています。しかしこれは原則混合診療禁止である日本の保険医療制度において、混合診療を合法化するための苦しい言い訳にしか見えません。特に②に関しては、これが歯科の混合診療を事実上黙認することの根拠になった諸悪の根源となっているものです。

## 勉強しなくていい日本の歯医者

また、日本の歯科医療において問題となっていることの一つに、歯医者の質というものがあります。

日本で歯医者になるためには、歯科大学もしくは大学の歯学部に6年間通学し、卒業した後、歯科医師国家試験に合格し、歯科医師免許を取得することが必要で、そうして初めて歯科医療に従事することができるようになります。歯科医師免許は一度取得してしまえば、原則として一生保持し続けることができます。

一方アメリカやヨーロッパでは更新制が一般的であり、歯医者の技量を定期的にチェックしたりする国もあります。しかし、日本では歯科医師免許取得後の講習会参加の義務などありませんし、免許更新のための試験や講習はまったく求められません。そのため、多くの歯医者は卒業時点の知識レベルのまま、生涯にわたって歯科医療を行っていくことになります。

歯科医療もまた医療であり科学ですから、日々進歩し続けています。歯医者は常に研鑽《けんさん》に努め、患者に最善、最良の治療を施すべきであると私は考えていますし、当然ながら患者となり得る皆さんも同じように考えていることでしょう。

しかし、実際の臨床現場では、卒業後に自発的に勉強したり、研修を受けたりする歯医者は、残念ながら本当にごくわずかしかいません。そしてまた、最新の歯科臨床の理論や技術を身に付けたとしても、現行の日本の保険診療制度の枠組みの中では、それを活かす場もほとんどありません。

先ほども書いた通り、歯科治療の質が高くても、低くても、入ってくる治療費は同じですし、再治療になればなるほど歯科医院は儲かるわけですから、多くの歯医者が現状維持のレベルで良しとしているのは当然のことなのです。

良い治療には手間もお金もかかります。しかし保険診療においては一生懸命勉強したところでその技術を活かす場も無く、ただむなしさだけが募るのです。

日本の保険歯科診療制度の現実を知ったことで、多くの皆さんが歯医者に抱いていたイメージの多くは正されたことでしょう。

現実を知っていただいたところで、避けた方が良い歯科医院を見抜くポイントを、説明していきたいと思います。

## 避けた方が良い歯科医院

### ①高価な先進医療機器を揃えているところは避ける

まず挙げられるのは、高価な先進医療機器を揃えている歯科医院です。

一般的には、歯科用ＣＴ撮影装置や歯科用マイクロスコープ、レーザー治療機器などの先進医療機器を揃えている医療機関であれば、良質な治療が受けられるように感じると思います。

確かに保険外診療専門の歯科医院であれば、専門的な治療に必要な医療機器が一通り揃えられているのは当然です。しかしながら、保険診療を行っている歯科医院に高価な先進医療機器が揃えられている場合、逆に避けるべき歯科医院となります。

というのも、これら先進医療機器は保険診療には通常必要ありません。保険診療歯科医院なのに保険診療に使わない機器があるということ自体、矛盾があるわけです。

こうした先進医療機器をなぜ保険診療歯科医院が揃えているかと言えば、保険外診療をアピールするためです。ということは、このような歯科医院は保険外診療に力を入れているということになります。

しかしながら、先ほども説明したとおり、保険診療歯科医院においては保険でできる治療は保険でしなければならないというルールがあります。また、保険診療歯科医院における保険外診療には、保険診療で出た赤字分を上乗せしてぼったくるような料金設定がされているケースもありますから、できれば保険外診療専門の歯科医院を受診することをお勧めします。

さらに先進医療機器は非常に高価で1千万円以上するような機器も珍しくありません。そのような高価な機器を保険診療だけで原価回収することは困難ですから、元を取ろうとして保険外診療に強く誘導しようとするのです。

結果として保険診療でも十分対応できるような歯科治療であっても、保険外診療を売りつけられることになります。

一般的に患者は弱い立場であり、歯医者に強く勧められるとなかなか断れないものです。そうした心理に付け込まれてぼったくられないようにするためにも、保険診療歯科医院なのに高価な先進医療機器の置いてある歯科医院は避けるべきなのです。

## ②内装の華美なところを避ける

歯科医院の外装や内装が不釣合いなほどに高級な感じとなっているところは、その費用もまた保険外診療の治療費に上乗せされていると考えられます。

豪華な内装や設備は保険診療歯科医院には必要なく、豪華さや高級感を演出するのは高額な保険外診療を患者に売りつけるための騙しの手口だと考えるべきでしょう。

また、歯科医院の待合室の壁に、たくさんの認定証や認定医の証明書、修了証、インストラクターなどの肩書の証明書などが掲げてある歯科医院もまた、避けた方が良い歯科医院となります。こういった認定証や認定医の証明書などは、大抵はお金を積めば買えるようなものに過ぎません。偉そうな肩書を並べたがる人ほど、実際の実力は無い場合が多いのは、どこの業界でも同じです。

高度先進機器に関しては、それを歯科医院のウリにしてホームページなどで宣伝している保険歯科医院が結構あります。患者もそれで選んだという人もいますから、それは違うんだよと伝えています。断り方のポイントとしては、保険診療のみ希望で、保険外治療は受けないとはっきり言うことでしょう。

## 同じ保険外診療がまったくの別物である理由

日本の歯科医療の現実を知ってしまった方の中には、とにもかくにも良質の歯科医療を希望する人もいることでしょう。

では、保険診療歯科医院では良い治療を期待することが難しいのであれば、他にどういった選択肢があるのでしょうか。

もし治療費が高くても良いから良質の歯科医療を受けたいと願うのであれば、特に矯正治療やインプラント治療など元々保険外の治療が必要な場合には保険診療歯科医院ではない、保険外診療専門の歯科医院を受診されることをお勧めします。

この、保険診療の歯科医院と保険外診療専門の歯科医院はまったくの別物であるということもまた、多くの人が知らないことであり、勘違いを生み出す要因の一つでもあります。

日本にも世界的に見て、非常に高度な治療技術や最先端の知見を持った歯医者は存在します。しかしそういう歯医者は非常に少なく、また保険診療を行っていない場合が多いです。保険診療では治療のやり方や診療報酬がすべて制度の中で決められているため、高度な治療技術を活かすことができないからです。そのため高度な治療技術を持つ歯医者は保険診療を行わずに、保険外診療専門の歯科医院を開業しています。

保険外診療専門の歯科医院は通常、専門治療に別れていることが多いのが特徴です。例えば、矯正治療専門歯科医院、歯内療法（歯の根の治療）専門歯科医院、審美治療専門歯科医院、インプラント治療専門歯科医院というように、特化した治療だけを行うのです。

こうした歯科医院では、院長の得意な専門治療分野に特化した先端医療を提供するような歯科医院となっていますので、揃えている機材もそれぞれの分野に必要な先端医療機器となります。

例えばインプラント治療専門歯科医院であれば歯科用ＣＴ、歯内療法専門歯科医院であれば歯科用マイクロスコープ、矯正治療専門歯科医院であれば頭部Ｘ線規格写真撮影装置というように、それぞれの専門治療に必要な機材を揃えています。

保険外診療専門の歯科医院では健康保険はまったく使えないので、治療費は高額となります。しかしながら、治療費自体は概ねＯＥＣＤ加盟先進国平均か、もしくは専門医院においてはアメリカの専門医の平均的な治療費に準じた料金設定となっています。日本の物価その他を考えれば、これは決して安い費用ではありませんが、その費用に見合った治療が受けられるということになります。

日本においては歯科医療機関のほとんどが保険診療歯科医院なので、保険外診療専門の歯科医院は、非常に少ない数しかありません。

保険外診療専門の歯科医院というのは、治療のやり方や診療機材、診療材料など、診療システム自体が保険診療とは根本的に異なります。これに対して、一般的な保険診療歯科医院における保険外診療というのは、治療のやり方自体は保険診療と同じであり、詰め物や被せ物などに使う材料が保険外というだけに過ぎません。治療の質で見れば、これらはまったくの別物と考えて良いでしょう。これはインプラント治療や矯正治療といった専門的な治療においても同様です。

最終的に安価で手軽な保険診療を選ぶのか、高額でも質の高い保険外診療を選ぶのか、決めるのは患者です。確かに現在では保険外診療専門の歯科医院は数が圧倒的に少なく、地方に行くとまったく無いところも少なくありません。

それでも保険診療歯科医院で行われている保険外診療は、治療費が高額なわりに治療の質自体は保険診療の延長に過ぎません。高額の治療費がかかる治療だからといって、良質の治療が受けられるとは限らないということを、よく覚えておいてください。

もちろん何事にも例外は存在します。保険診療歯科医院であっても良質な治療を行っている歯科医院は間違いなく存在します。

その一方で、保険外診療専門の歯科医院の中にも、保険診療を行っていた時に不正診療や不正請求が発覚して保険医取り消しの行政処分を受けたために、やむなく保険外診療専門の歯科医院に鞍替えしたようなところもあります。

一概にすべての保険外診療専門の歯科医院が良いとは言えませんが、保険診療歯科医院の診療の質を客観的に知る手段が存在しない以上は、保険診療歯科医院は保険診療の治療のみを受ける場所と割り切って通院することが、現状ではベストの選択だと考えられます。

そして保険外診療専門の歯科医院で先進歯科治療を受けようと思ったならば、やはり最終的にはその医院の治療の説明をよく聞いて、信頼できるかどうかをよく考えてから治療を依頼するかどうか決めるということが必要となるでしょう。

次章からは、一般的な歯科治療における保険診療と、先進歯科治療の違いについて説明していきましょう。この違いを知ることで、より歯医者選びに失敗しなくなることでしょう。

そこで触れる正しい治療の方法を知ることによって、決して簡単ではありませんが、より良い歯医者を見分ける一助にしていただければと思います。

第2章

# 治るものも治らない むし歯治療の現実

## 歯医者も知らないむし歯の本当の原因

最初は大半の人が歯医者のお世話になっているむし歯について話していきたいと思います。

まず、むし歯の治療法について語る前に、むし歯がどうして起こるのか、本当の原因について説明しましょう。

というのも、むし歯になりたくてむし歯になる人など、実際にはいません。にもかかわらず、厚生労働省の行った平成二十三年「歯科疾患実態調査」において、20歳以上80歳未満の日本人の95%に治療済みも含めるとむし歯になったことがあるという結果が出ているのです。これだけ多くの人がむし歯になっているという事実は、それだけむし歯の本当の原因が知られていないということでもあるでしょう。

人はなぜむし歯になるのでしょうか？　逆に、なぜ人間以外の動物はむし歯にならないのでしょうか？　皆さんは考えたことがありますか？

むし歯というのは歯が酸で溶けて失われる病気です。歯を溶かす酸は、口の中に住んでいる常在菌が糖を原料に作り出します。ちなみに酸性の食品などで歯が溶ける病気は酸蝕

# 歯の断面図

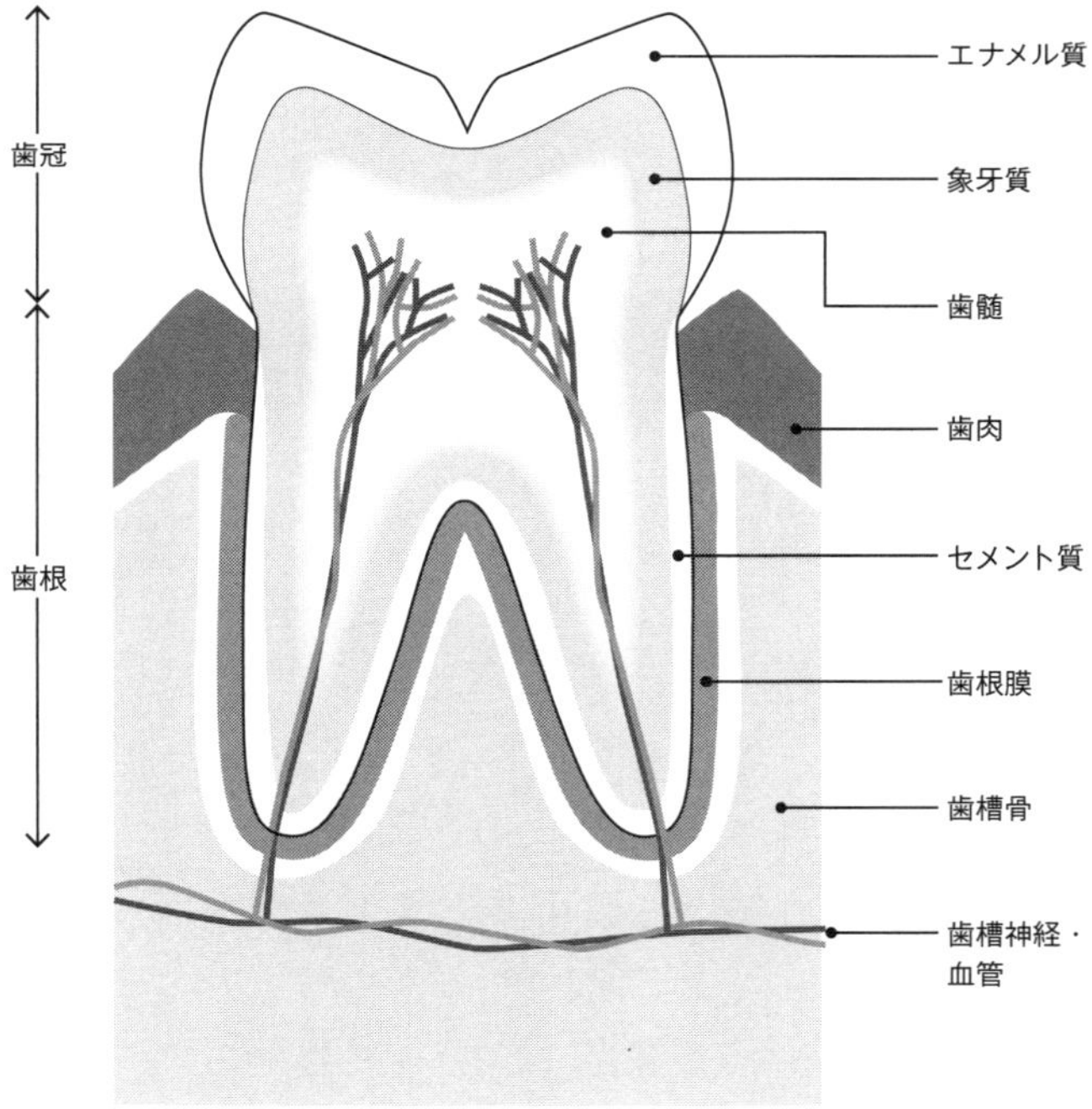

症といって、むし歯とは区別されます。

むし歯は人間が糖を摂取することによって、菌が酸を作り出す環境を生み出すことで起こります。そして酸を作る菌（う蝕原性細菌）は口腔内常在菌といって、誰の口の中にも住んでいる菌であり、野生動物の口の中にも住んでいます。しかし野生動物はむし歯になりません。ということは、菌が問題なのではなく、食べているもの、特に糖がむし歯の原因であると考えるべきでしょう。

## 糖がむし歯を作るメカニズム

糖と一口に言っても様々な種類があります。

糖の基本形態は単糖であるブドウ糖であり、このブドウ糖がたくさんつながっている（多糖類）のがデンプンです。

最も身近で代表的な糖である砂糖は、シュクロースといってブドウ糖と果糖という単糖が結び合わさった二糖類です。砂糖の他にも、ブドウ糖とブドウ糖が結び合わさった麦芽糖や、牛乳に含まれるブドウ糖とガラクトースが結び合わさった乳糖などが二糖類として知られています。米やパン、麺類の主成分であるデンプンは、ブドウ糖がたくさんつながった多糖類です。このように糖と一口に言っても、実にさまざまな種類があります。

糖類として分類される単糖や二糖類であれ、糖質として分類される三糖類以上の多糖類であれ、単糖まで分解されてから吸収されます。そして口腔内常在菌も、単糖まで分解してからそれらを利用します。この時、ブドウ糖から作られた酸よりも、果糖から作られた酸の方がより強力な酸になります。歯の表面にはエナメル質といって、人間の組織の中で最も硬い層があります。ブドウ糖から作られる酸は、エナメル質を溶かすほどに強い酸ではありませんが、果糖から作られる酸はこのエナメル質を溶かすほどに強力であり、歯に穴を開けてむし歯を作ります。

ですから理屈の上では、果糖をまったく摂取しなければ、エナメル質を溶かすほど強力な酸が作られることもなく、むし歯にはなりにくいのです。

しかし現代人は、砂糖や異性化糖（トウモロコシなどのデンプンを酵素処理することによって作られる果糖ブドウ糖液糖などのことで、甘味が強く、菓子類や清涼飲料水などに幅広く使用されています）を大量に摂取しています。このため大量の果糖を摂取することになって、むし歯ができるのです。

ちなみにブドウ糖から作られる酸は、エナメル質は溶かすことができませんが、エナメル質の下にある象牙質は溶かすことができます。高齢者などで歯ぐきが下がった歯の付け根にできるむし歯は、ブドウ糖から作られる酸でもできます。

ですから、むし歯にならないようにするためには、口腔内常在菌が酸を作れないようにすれば良いのです。言いかえれば、酸の原料となる糖を摂取しなければ、むし歯にならないということです。

特に砂糖や異性化糖に含まれる果糖は非常に危険ですから、できる限り摂らないようにすることがむし歯予防の観点からは重要です。そうすれば、一生むし歯とは無縁の生活を送れる可能性が高くなります。また、当然のことながら、糖を摂らなければ歯を磨かなくてもむし歯になることはありません。

そうは言っても糖質はタンパク質や脂質と並んで三大栄養素だから、摂らない訳にはいかないと考えている人もいるかもしれませんが、そんなことはありません。

この三大栄養素のうち、タンパク質と脂質については、それぞれ、人体で合成することができない上に、人体の維持には必須アミノ酸と必須脂肪酸が必要ですから、タンパク質や脂質を食事から摂取する必要があります。

## むし歯の症状が進行する様子

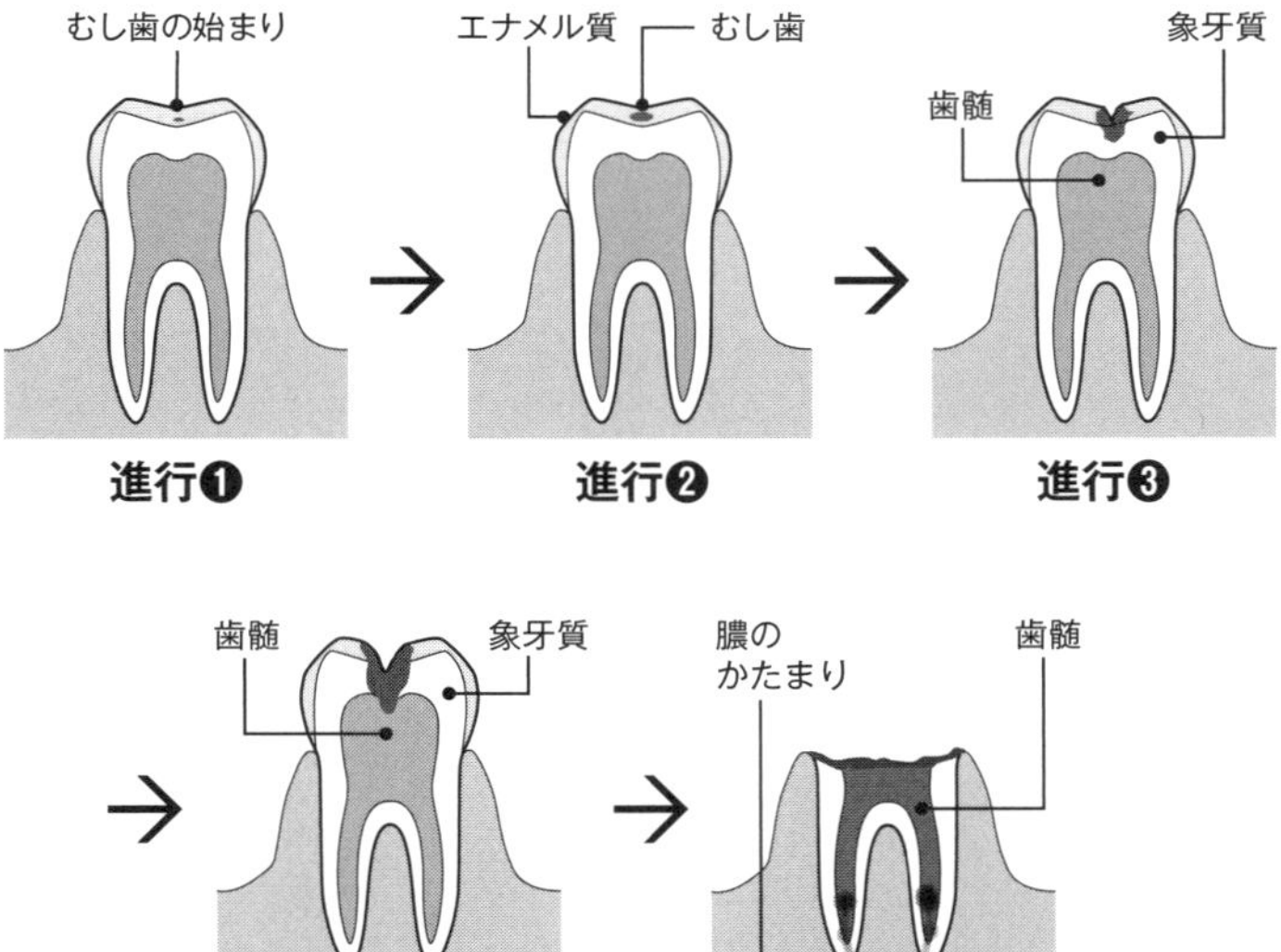

これに対し、糖質には必須糖質というものは無いので、食事から摂取しなくてはならないというものではありません。確かに血液中にはブドウ糖が存在し、血糖値という形で一定の量が維持されています。しかし人体はブドウ糖を自ら作り出す、糖新生というメカニズムを備えていますから、糖質をまったく摂らなくても何ら健康上の問題は起こりません。

そうは言っても、一切の糖質をまったく摂らない食生活を送るということは、多くの人にとっては困難であり、現実的ではないと思います。

糖質の中でも、米やパン、麺類などの主成分である甘みのないデンプン質であれば、摂り過ぎなければそれほどむし歯を心配することはありません。

しかし、砂糖や異性化糖のような強力な甘みを持つ糖類は、むし歯を始め肥満、糖尿病、高血圧、心疾患、脳血管障害、アレルギー疾患、うつなど様々な病気を引き起こしますから、病気になりたくなければ極力甘い物を摂らないようにするべきなのです。

## 歯磨きはむし歯を予防しない

そしてまた、歯磨きはむし歯を予防しません。

ただし、歯磨きには口臭予防や歯の着色除去などの効果があり、また歯周病の患者の歯ぐきの炎症を改善する効果はあるので、歯周病患者が歯磨きを行うことは治療上意味があります。

日本人は、9割以上が毎日歯を磨き、7割以上が一日に二回以上歯を磨いているそうです。それにもかかわらず、日本人の20歳以上80歳未満の95%が治療済みも含めるとむし歯になったことがあるわけですから、これで本当に歯磨きがむし歯の予防に有効であると言えるでしょうか？　さらにまた、30歳以上80歳未満の86%に何らかの歯周疾患が見られることを考えれば、歯磨きは歯周病も予防しないと言って良いでしょう。

結局むし歯を予防するための実行可能で現実的な方法は、砂糖や異性化糖など強い甘みを持つ糖類を摂らないようにすることです。逆に言うと甘い物を摂り続けている限り、いかなる方法を用いてもむし歯を完全に予防することは不可能なのです。

## むし歯治療の基本

むし歯になってしまったら、むし歯の治療をする前に、まずはむし歯になってしまった原因を除去するべきです。いくらむし歯の治療を行っても、原因がそのままではすぐに再発したり、他の歯がむし歯になったりして、口の中がどんどん崩壊していってしまうからです。

ですから本来歯医者は、患者がむし歯の治療で来院したら、最初にむし歯の本当の原因と正しい予防法を教えるべきなのです。

しかし残念ながら、むし歯の原因に対する説明も無いまま、いきなり治療を行う歯医者や、ウソの原因（歯磨きができていないからむし歯になった、定期検診に来ないからむし歯になったなど）を説明する歯医者が多いのが現実です。

なぜこのようなことが起こるかと言うと、多くの歯医者自身もまた、むし歯の本当の原因を知らないからなのです。

こんな偉そうなことを言っている私も、実は昔はそうでした。自戒を込めて、世の多くの歯医者にむし歯の原因に対する正しい知識を持ってもらいたいと願っています。一般的に考えられている以上に糖類が、むし歯の絶対的要因なのだと。

## むし歯の正しい治療

むし歯の本当の原因がわかったところで、むし歯の正しい治療法についても説明していきましょう。

むし歯の原因がわかったとしても、すでに歯に穴が開いてしまっていたら、原因を除去するだけでは自然に元通りに治ることはありません。

歯は自然治癒がまったく起こらないわけではありませんが、大きく歯が失われてしまったら、歯科治療を行う必要があります。

適切な治療が行われてさえいれば、保険診療であっても保険外診療であっても、治療した歯は十分に長持ちします。しかし現実には、治療したところがまたすぐに痛くなったり、詰め物が取れたり、歯ぐきが腫れてきたりして、再治療が必要になってしまうことが少なくありません。

治療後良好な状態を長く維持できるかどうかの差はどこにあるのでしょうか。その差を知ることで、良い治療を選ぶ目を養うことができるでしょう。

むし歯の治療において重要なことは、むし歯になった歯から、細菌感染している歯の組織（感染歯質）を、完全に除去することです。感染歯質を完全に除去した上で、失われた歯の部分を修復するのが基本的なむし歯の治療法です。感染歯質が完全に除去されてさえいれば、保険診療でも長期的に良好な状態を維持することは十分可能です。

しかしながら、むし歯になった歯から感染歯質を完全に除去することは、実はとても難しいことなのです。というのも、感染歯質には急性期と慢性期があり、慢性期の感染歯質は茶褐色に変色していることが多いため、見た目にすぐ感染歯質とわかります。しかし、急性期の感染歯質は一見健全な歯と同じ色をしているため、区別がつきにくいのです。

このため、感染歯質を除去する際には、見た目のみならず、歯の硬さを知ることも、非常に重要になってきます。

感染歯質は脱灰といって、歯のカルシウム分が失われて柔らかくなっていますから、探針という器具で触ると健全な歯質との硬さの違いを触知することができます。

また、う蝕検知液といって、歯の感染歯質のみを赤や青に染める液があり、これを歯に塗ることによって感染歯質を完全に特定することが可能です。

感染歯質を特定して除去すると、その歯の内部にある歯髄組織（歯の神経や血管が入っているところ）に感染が及んでいるかどうかがわかるようになります。もし、感染していた場合には、感染した歯髄組織を除去する必要があります。この歯髄組織を除去する治療を歯内療法と言います。

幸い感染歯質が歯髄組織に達していなければ、歯髄組織を除去せずに済みます。感染歯質を除去した後は、失われた歯の部分を詰め物や被せ物によって回復させます。この処置は保存修復（詰め物）処置や歯冠補綴《しかんほてつ》（被せ物）処置と言い、歯医者にとって最も基本的な処置です。

## 手抜き治療の見分け方

残念ながら歯医者の中には、この最も基本的な処置すらちゃんと行わない者がいます。もし感染歯質が完全に除去されない状態で詰め物や被せ物の処置を行ってしまうと、詰め物や被せ物の下で細菌が繁殖し、感染歯質が広がっていきます。歯の詰め物や被せ物の下でむし歯が広がっている場合、その原因の多くは以前に行われた歯科治療で感染歯質をちゃんと除去していないことにあるのです。

そしてそのような不完全な処置を行う歯科医院では、う蝕検知液をむし歯の治療に用いていない場合がほとんどです。

う蝕検知液無しに感染歯質を完全に取りきることは極めて困難です。ですから、むし歯治療時にう蝕検知液を使っているかどうかを確認することは、ちゃんとむし歯の治療が行われているかどうかを知る一つの目安となりますから、臆せずに訊ねてみるなどして必ずチェックするようにしましょう。

正しい治療のポイント
**う蝕検知液を用いて感染歯質を特定しているか?**

## 保険診療における一般的な詰め物

むし歯の基本治療によって歯の感染歯質がすべて取り除かれたら、詰め物や被せ物によって失われた歯の形状を回復させます。それによって、見た目を改善し、機能的にも噛むことができるようにするのです。

詰め物に用いられる材料には様々な種類があり、それぞれ利点・欠点があるので、歯の欠損の大きさや位置、咬み合わせの状態などによって使い分けられます。

一般的には歯の欠損が小さい順から、コンポジットレジン、インレーと呼ばれる詰め物、クラウンと呼ばれる被せ物が使用されます。

以下、よく使用される詰め物について、その特徴や利点・欠点などについて説明していきます。

## コンポジットレジンとハイブリッドセラミック

コンポジットレジンというのは、歯科治療用プラスチックです。プラスチックと言ってもコンポジットレジンはペースト状の粘土のようなものです。このコンポジットレジンを歯を削った部分に詰めて、光を当てると硬化します。

コンポジットレジンの良い点は、プラスチックなので歯に近い色や質感を再現しやすく、見た目が良い修復材だということです。しかも通常修復処置は一日程度で済み、費用も安く済みます。保険適応の材料でもあるので、保険診療を始め、歯科臨床では頻繁に用いられている修復材料です。

その一方で、コンポジットレジンはプラスチックですから、見た目はきれいに見えますが、強度的には弱く、また口の中で長期間唾液にさらされているうちに、だんだんと変色してきます。このため歯と歯の間（隣接面）にかかるような場合や、噛む力が強くかかるような部位、大きな詰め物となる修復には不向きです。また、前歯のような目立ちやすい部位の充填では、時間が経つと変色するため、変色が気になる場合には詰め直しなどの修復措置が必要になることは知っておくべきでしょう。ただし、変色はプラスチックの素材特性によるもので、治療が失敗したということではありません。感染歯質の除去がきちんとされ、接着操作が適切なら、詰め物の下でむし歯が広がることはありません。

また、コンポジットレジンを利用した詰め物にハイブリッドセラミックというものがあります。これはコンポジットレジンの強度を高めるために混入するフィラー（強度を増すためにレジンに混入する固形成分）にセラミックを使った詰め物のことです。これを、保険外診療で提供している歯科医院があります。

しかしこれは実質コンポジットレジンと同じ物であり、ベースの樹脂はプラスチックでできていますから、歯科用のセラミックとはまったくの別物です。当然性質もコンポジットレジンと同様です。このようなものをハイブリッドセラミックという紛らわしい呼称で

## 不適切なコンポジットレジン治療痕

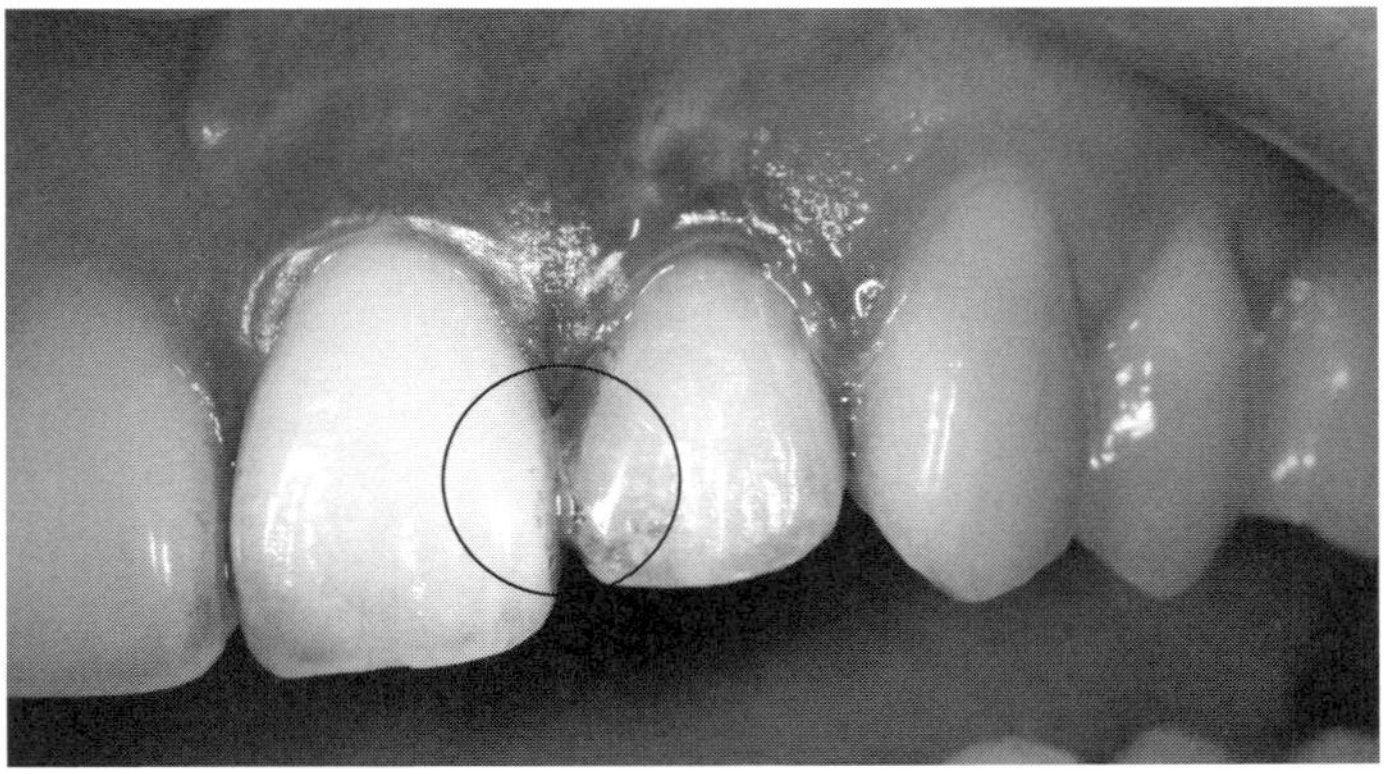

## 適切に修復されたコンポジットレジン治療痕

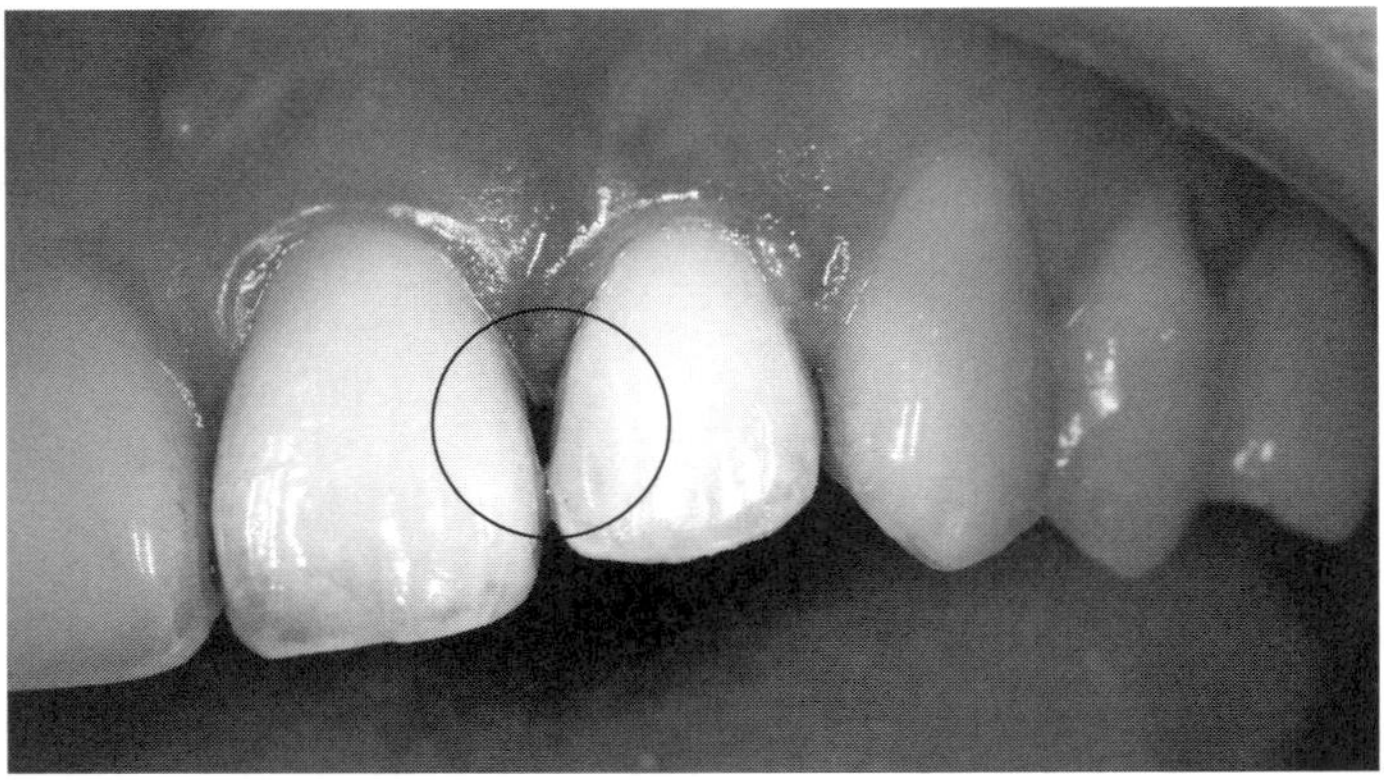

呼び、なおかつ保険外の治療オプションとして提示しているような歯科医院には注意した方が良いでしょう。

**正しい治療のポイント**

**ハイブリッドセラミックを勧めてくる歯医者には要注意！**

## インレー修復

インレーとはむし歯で失われた歯の形状を回復する詰め物のことで、一般的にはむし歯が比較的小さい場合に行われることが多い処置であり、金属やセラミックなどが材料の詰め物です。

インレー修復では、むし歯を除去した歯にインレーを入れるための窩洞形成《かどうけいせい》（詰め物の特性に合わせて削った歯の形を整えること）を行い、型取りをして模型を作り、模型上でインレーを製作して、それを歯に接着します。コンポジットレジンでは強度的に不適な部分の修復や、修復範囲の大きい場合などに用いられる方法です。

保険診療でインレー修復を行う場合は、一般的には、12%金銀パラジウム合金が用いられます。

金属のメリットは硬くて丈夫で長持ちすること、保険診療なので安く済むことです。デメリットは、いかにも歯に詰め物をしているという見た目です。ですから見た目が特に気にならない人にとって、金属によるインレー修復は悪くない選択です。

逆に、どうしても見た目が気になるという人は、保険外になってしまいますが、セラミックによるインレー修復を選ぶことをお勧めします。

セラミックは見た目が良く、強度に優れ、金属アレルギーを引き起こさないなどのメリットを有し、現在歯科でインレー修復に用いられる材料の中では最も優れた素材だと言えます。しかし、セラミックというのは、陶器ですから、強度は高いものの、一歩間違えると割れやすいという欠点があります。この欠点をカバーするために、セラミックインレー修復においては金属インレー修復よりも、インレー本体の強度を出すために歯をたくさん削る必要があります。当然のことながら、歯というものは、なるべくなら削らない方が良いものですから、セラミックインレーを選択する場合は、その点についても考える必要があるでしょう。

また、セラミックインレーは保険外の修復材料なので、治療費は高額になります。さらに、修復および修復過程の作業精度が予後（治療後の経過）に大きく影響します。窩洞形成や印象採得（歯の型取り）といった作業も、精密に行わなければ、予後不良の原因となってしまいます。

セラミックインレーは、その処置を行う歯医者の技術の差が、顕著に表れる治療法です。技術が稚拙な歯科医院で処置を行うと、見た目を良くするために高い治療費を支払ってセラミックインレーを選択したのに、思うような結果が得られないといった本末転倒があり得るのです。

治療に使う材料によって、見た目や予後が変わることは事実ですし、それによって患者が自分で治療法を選択することも悪いことではありません。ただ、治療法や材料を高額なものにしたからといって、必ずしも良い結果が得られるわけではありません。やはり一番大切なのは、技術のしっかりした信頼できる歯科医院を選ぶことなのです。

ちなみに、インレー修復の失敗のほとんどは、感染歯質の除去ができていないことによるものですが、この感染歯質の除去がきちんとされていても、インレーが取れてしまう場合があります。これは、インレーを治療箇所に装着する際に用いられる歯科用セメントと

## 保険診療による金属インレー修復

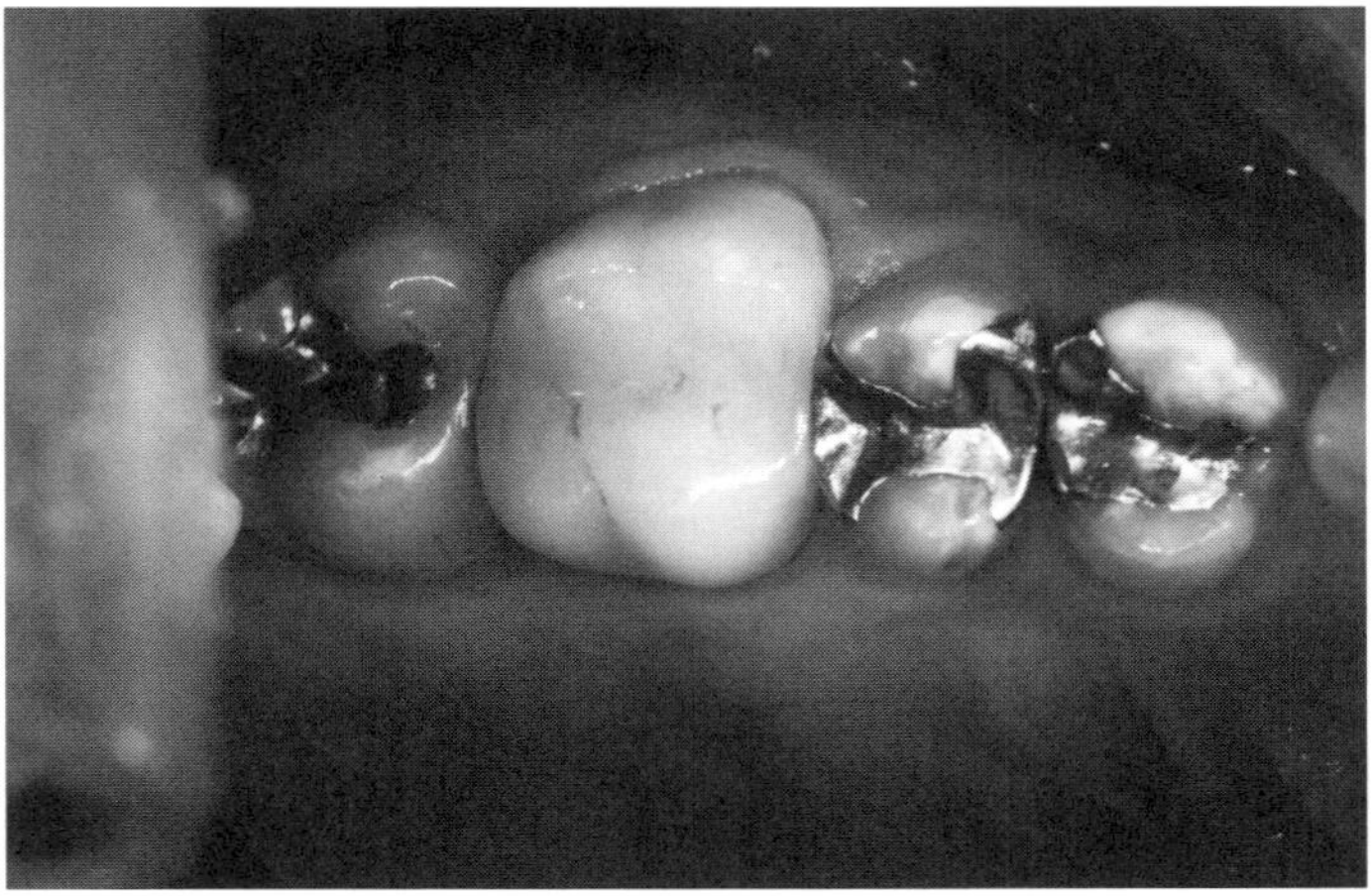

いう接着剤がゆるんでしまったために起こる現象です。これは、治療が失敗したのではなく、接着剤の性質上どうしても起こり得ることですので、取れたインレーを接着し直せば問題ありません。ですからもしインレーが取れてしまった場合は、取れたインレーを無くさずに保管しておき、なるべく早く治療してもらった歯医者に診てもらってください。

> **正しい治療のポイント**
> セラミックインレーは歯をたくさん削るので歯医者の技量が重要！

## 危険なアマルガム修復

歯の詰め物に使用される材料は他にもありますが、一九八〇年代まで、もっとも一般的に使用されていた材料がアマルガムというものです。

アマルガムとは水銀と銀やスズ、銅、亜鉛などの金属の粉末を混ぜ合わせた合金です。その名前はギリシア語で柔らかな物質という意味ですが、その名の通り、歯科用アマルガムも最初は柔らかく、時間の経過とともに硬化していく特性があります。そのため、処置が簡単で時間もかからない上、安価であること、水銀の毒性によって細菌の繁殖が抑えられるので、二次う蝕（治療した歯にまたむし歯ができること）になりにくいといった利点があったため、世界中で使用されていました。

しかし近年になり、アマルガムの組成の50％を占める水銀が溶け出すということが、問題視されるようになってきました。言うまでもなく水銀は猛毒ですから、たとえ微量だとしても、人体に悪影響を与える危険性があるというわけです。

そのため、ヨーロッパでは、アマルガムの使用を禁止する国が増えてきています。しかし、今のところ日本では、アマルガムは保険適応の材料として使用が認められています。

水銀の毒性が問題となってからは、ほとんどの歯科医院ではアマルガムを使用していませんが、未だにアマルガムを使用し続けている歯医者がごく少数とはいえ存在しているのも事実です。

もし、たまたま訪れた歯科医院でむし歯の治療を受けた際にアマルガムを使用されたとしても、日本では合法ですから文句を言うことはできません。処置が終わってからでは遅いので、治療を受ける前に、その歯科医院ではアマルガムを使用しているかどうかを確認しておいた方が安心できるというものです。

また長い間、歯科医院に行ってなかった人で、昔受けた治療の詰め物がアマルガムであった場合、詰め物の交換を提案されることがあります。アマルガムの毒性を考えると、この提案自体は悪いことではありません。しかし、アマルガムは除去処置を行う時に、除去作業に伴う摩擦熱で水銀が大量に揮発するため、十分な換気設備や集塵《しゅうじん》設備のある歯科医院を選んだ方が良いでしょう。

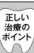

正しい治療のポイント

**アマルガムを使用する歯科医院はNG**

## 歯内療法とは何か

軽いむし歯の場合は詰め物による治療だけで済みますが、重い場合は歯内療法が必要になってきます。

歯内療法とは、むし歯が歯髄組織にまで達するほど大きくなり、一般的に神経と呼ばれているものが感染してしまった場合に行われる治療です。歯の根の治療とか、根管治療とも呼ばれます。歯髄組織には知覚神経も入っていますから、歯がしみるとか歯が痛いとかいう場合は、この歯髄組織にある知覚神経が痛みを感じているのです。この歯髄組織が感染してしまうと、その部分を除去しなくてはならなくなります。俗に言う、

「ひどいむし歯で神経を抜かなければならない」

という状態のことを指すわけです。

むし歯が大きくなって、歯が黙っていてもズキズキと痛むような場合、歯髄組織の感染が起こっていると考えてまず間違いありません。しかし、治療後の歯の詰め物の下で広がったむし歯の場合などでは、痛みを感じずとも感染が起こっている場合もあります。歯髄組織に感染が広がってしまった場合、健康な歯髄組織に回復させることはできないので、感染の広がりを防ぐために歯髄組織を除去する必要があります。

組織を除去するというと、ちょっと怖い感じがするかもしれません。しかし、これは患部を治療し、歯を残すために必要な処置なのです。

もし、この処置がイヤだからと言って放置しておくと、歯髄組織の感染が進行し、歯髄組織が壊死《えし》してしまいます。この段階でいったんは、歯の痛みは治まります。しかし、歯髄組織の感染が治まったわけではありませんから、そのまま放っておくと壊死した歯髄組

織を栄養源にますます細菌が増殖し、歯の根の先から歯を支えている骨に感染が広がっていきます。歯の根の先に感染が広がると、根の先にある骨が破壊され、膿が溜まっていきます。根の先に膿が溜まると、これを治すことは非常に難しくなりますし、歯を残すことも困難になります。ですから、歯髄組織が感染したならば、根の先に感染が発展する前に、速やかに適切な治療を行う必要があるのです。

歯内療法の基本は、感染した歯髄組織をすべて機械的に取り除き、歯髄組織を取り除いた後の歯の中にある空間（根管）をきれいに清掃して、感染源となる軟組織を可能な限り取り除いた後に、細菌が繁殖できないように根管充填剤を詰めて機械的に封鎖することです。この歯内療法がきちんと行われるかどうかで、その後の歯の寿命が大きく変わりますから、歯を失いたくなければ歯内療法はきちんとやっておくべきです。

正しい治療のポイント

## 正しい歯内療法が歯の寿命を決める

## むし歯の除去と根管形成・根管貼薬

歯内療法の重要性については前述した通りですが、では具体的に歯内療法とはどのような治療を行うのかについて説明していきます。

まず、むし歯になった歯の感染歯質を完全に除去します。さらに感染した歯髄組織を根の先の部分まで完全に取りきるために、歯髄組織の上部にある歯をすべて取り除き、さらに歯の根の部分の歯髄組織が入っている場所(根管)を明示します。これを、根管口明示と言います。

根管内の歯髄組織を回転切削器具やファイルと呼ばれる手用器具を用いて完全に除去した後、さらに根管壁もなるべく機械的に清掃します。それと同時に、根管充填(後述)しやすいように根管形態を整えます。これを、根管形成と言います。根管形成は一日で終了することもあれば、複数回かかる場合もあります。

歯内療法では感染歯質の除去から根管充填まで一回の処置で終わる場合もありますが、複数回にまたがる場合には根管内に消毒薬を置いて、根管内の消毒や細菌の繁殖を防止します。この時使用される薬剤には様々な種類があります。これを根管貼薬《こんかんちょうやく》と言います。

主なものとしてはホルマリンクレゾール、水酸化カルシウム製剤などがあります。根管貼薬においては日本の保険診療で用いられる薬剤に、ペリオドンというものがありますが、これは非常に危険な薬剤なので、ぜひ覚えておいていただきたいと思います。

## 使ってはいけないペリオドン

ペリオドンという薬剤は、パラホルムアルデヒドを主成分とした薬剤で、歯内療法で用いられます。パラホルムアルデヒドは根管内でホルムアルデヒドガスを発生し、強力な殺菌作用を発揮します。これだけなら良いのですが、ホルムアルデヒドガスは非常に毒性の強いガスであり、根尖《こんせん》周囲の歯周組織のタンパク質を凝固し、壊死させます。これが後々まで続く持続的な痛みの原因となったりしますし、またホルムアルデヒドは強い発ガン性があるため、本来なら人体に用いるべきではありません。

実際欧米ではパラホルムアルデヒドの歯科の応用は禁止されており、日本だけが現在でも用いている状況です。いくら法的に禁止されていなくても、このような危険な毒物を治療に用いることは倫理的に許されないと私は考えています。

## 根管治療の流れ

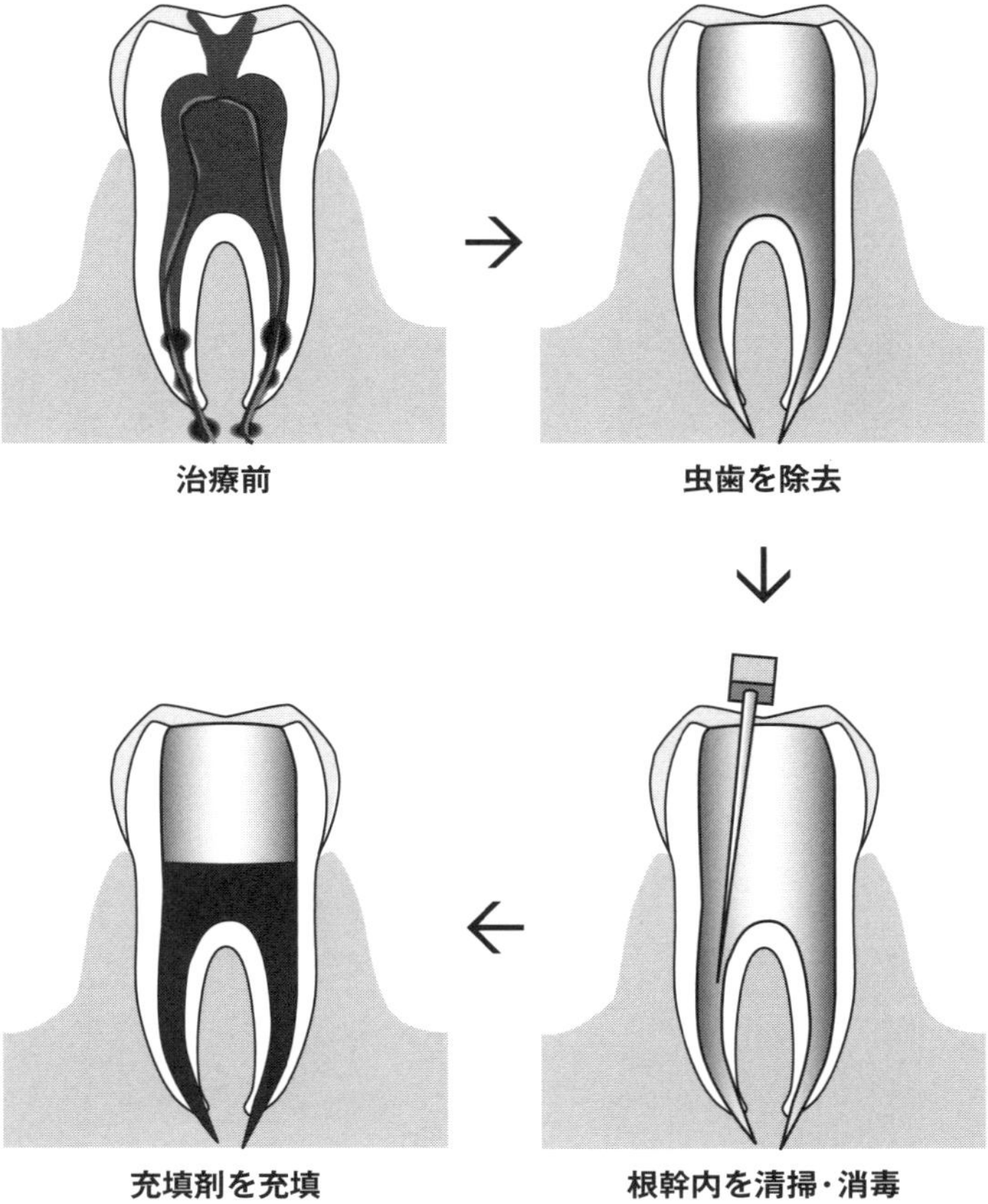

実際問題として、パラホルムアルデヒドを用いなければならない状況というものは存在しませんし、他の安全な方法や薬剤で十分対応可能です。それにもかかわらず、このような危険な薬剤を用いる歯医者が少なからず存在します。

歯内療法を受ける場合には、ペリオドンを使わないところを選ぶべきなのですが、実際に判別することは難しいと思われます。抵抗があるかもしれませんが、非常に重要なことなので、勇気を出して事前に歯科医に訊ねるなどした方がよいでしょう。

ペリオドンが好まれる理由は、歯髄組織を完全に除去しなくても、治療後痛みが出にくいからでしょう。根の治療に十分な時間と手間暇をかければ、治療後の痛みはほとんどありません。しかしながら、一部の歯科医院ではその手間を惜しんですぐに終わらせようとするので、ペリオドンが重宝されるというわけです。確かにホルマリンクレゾールもまったく安全というわけではありませんが、ペリオドンに比べればはるかに問題ありません。

**正しい治療のポイント**

**危険なペリオドンを使用する歯医者は要注意**

## 根管充填

根管形成が終了し、根管洗浄を行って根管内がきれいになったら、充填剤を根管内に詰め、根管を封鎖します。これを、根管充填と言います。歯によっては根管が複数存在することもあり、その場合にはすべての根管を適切に封鎖する必要があります。根管充填が適切に行われれば、その歯を長持ちさせることができるようになります。

歯内療法にはさらに細かい術式や方法があるのですが、保険診療で行われている歯内療法は安価で簡便な方法であるとともに、治療後の経過も治療費並みと考えておいた方が良いでしょう。

では保険診療と保険外診療の歯内療法は何が違うのか、それぞれで主流となっている歯内治療の方法について説明していきます。

## 保険診療の主流である側方加圧根管充填法

日本の歯科大学の歯内療法の講義や実習で教えられ、多くの保険診療歯科医院が行っている歯内療法の方法は、側方加圧根管充填法という方法です。

この側方加圧根管充填法では、根管形成を終えた根幹にガッタパーチャと呼ばれる天然ゴムから作った充填剤を詰めていきます。

しかし、この方法は加圧根管充填法とは言うものの、根尖病巣の形成に最も影響を与える根尖部（歯の根の先っぽの部分）は加圧されませんから、根管の封鎖が不完全になりがちです。しかしながら、手技としては比較的簡単で、また費用的にも安くできますので、保険診療においてはこの方法が主流となっています。

側方加圧根管充填法であっても、上手な歯医者が適切に根充操作を行えば、それなりに良好な予後が望めます。

ただし良好な予後を求めるためには、ラバーダム防湿と、できればマイクロスコープか拡大鏡を用いて根管充填を行う必要があります。しかし、保険診療では費用的にそれを望むことは難しいと思います。質の高い根管治療を求めるなら、次に説明する垂直加圧根管充填法を行っている歯科医院を選ぶようにしましょう。

## 根管充填法の違い

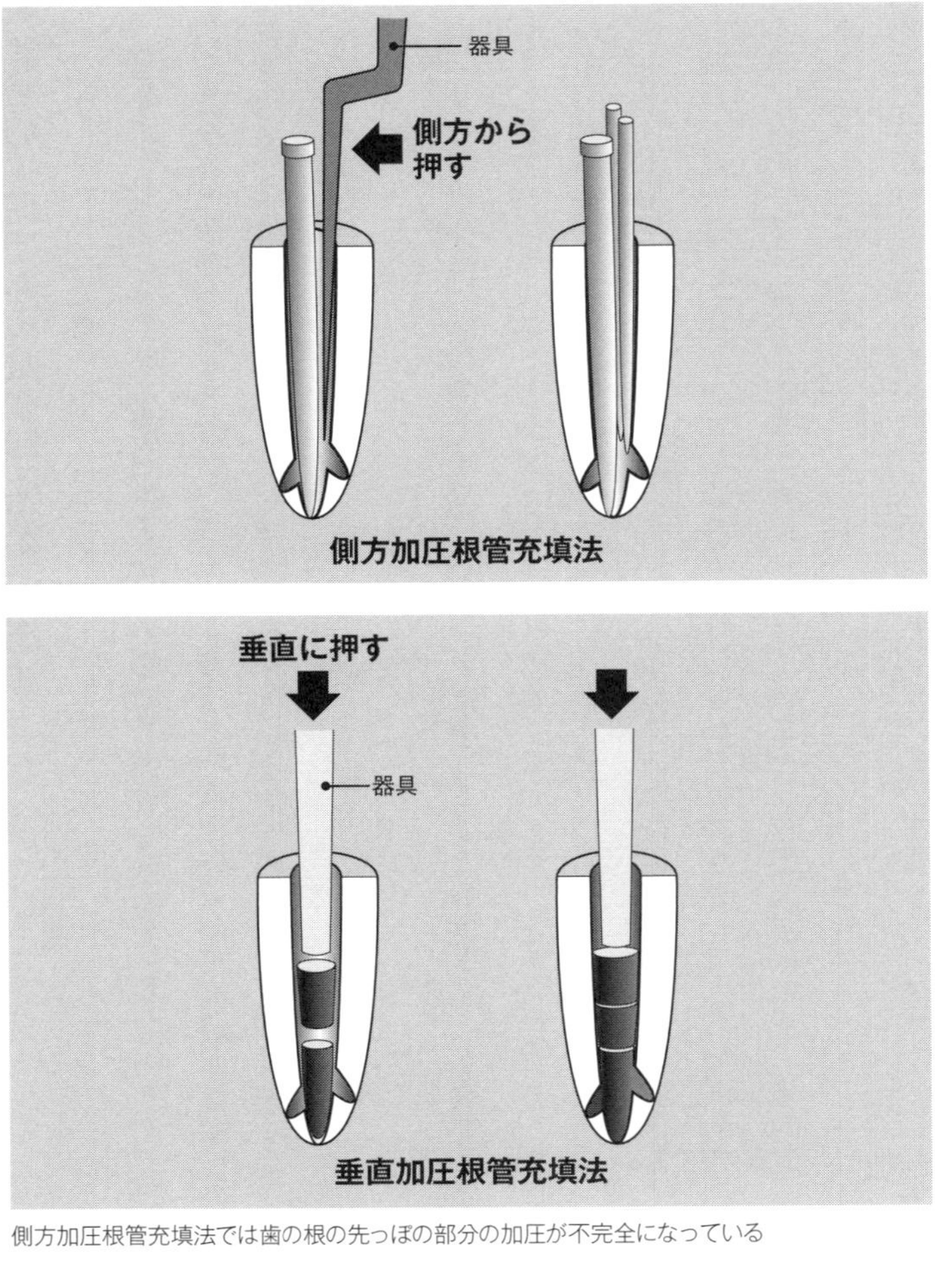


側方加圧根管充填法では歯の根の先っぽの部分の加圧が不完全になっている

## 保険外診療の主流である垂直加圧根管充填法

現在、世界で主流となっている歯内療法は、垂直加圧根管充填法という方法です。アメリカの歯内療法専門医のおよそ8割が行っている方法であり、恐らく現在最も信頼性の高い根管充填法だと思われます。日本でも保険外の歯内療法専門歯科医院では、主にこの方法が用いられています。

この方法のメリットは、なんと言っても良好な予後が最も期待できることです。根尖病巣の原因となる病原菌は、根の先の部分に感染しますが、ここは解剖学的にも複雑な形態をしていて、側方加圧では適切な封鎖が得られません。それに対し垂直加圧では、加圧することによって根尖部分の緊密な封鎖が得られるのです。

デメリットは費用がかかること、特殊な道具が必要なこと、技術的に非常に高度であり、習得するのに一般的に10年はかかるとされていることなどがあります。そのためかアメリカの歯科専門医の中で、最も平均年収が高いのは、矯正歯科専門医ではなく、歯内療法専門医であると言われています。

歯内療法では感染を避けるために、なるべく無菌下で行う必要があります。このため根

## ラバーダムを使用した治療

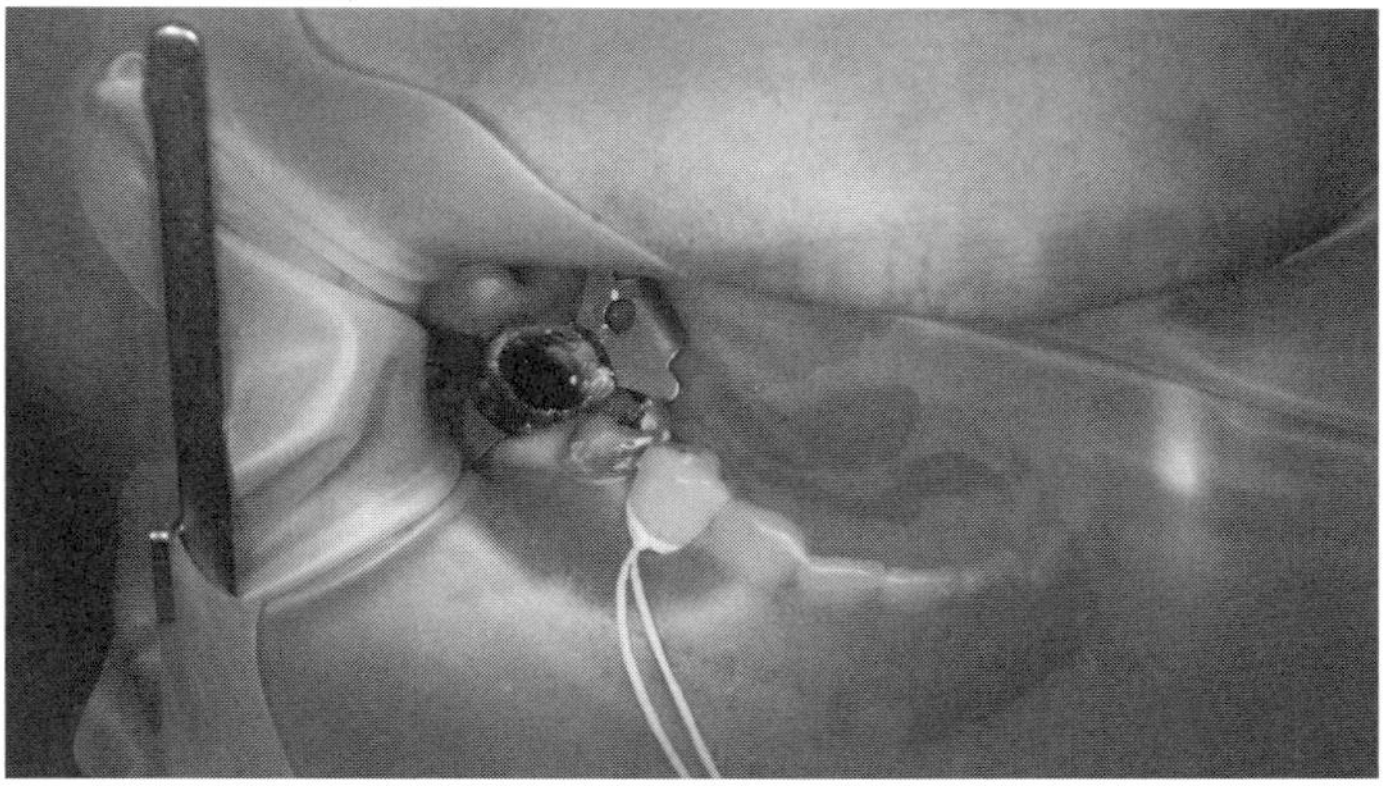

## 歯科用マイクロスコープを使用した治療

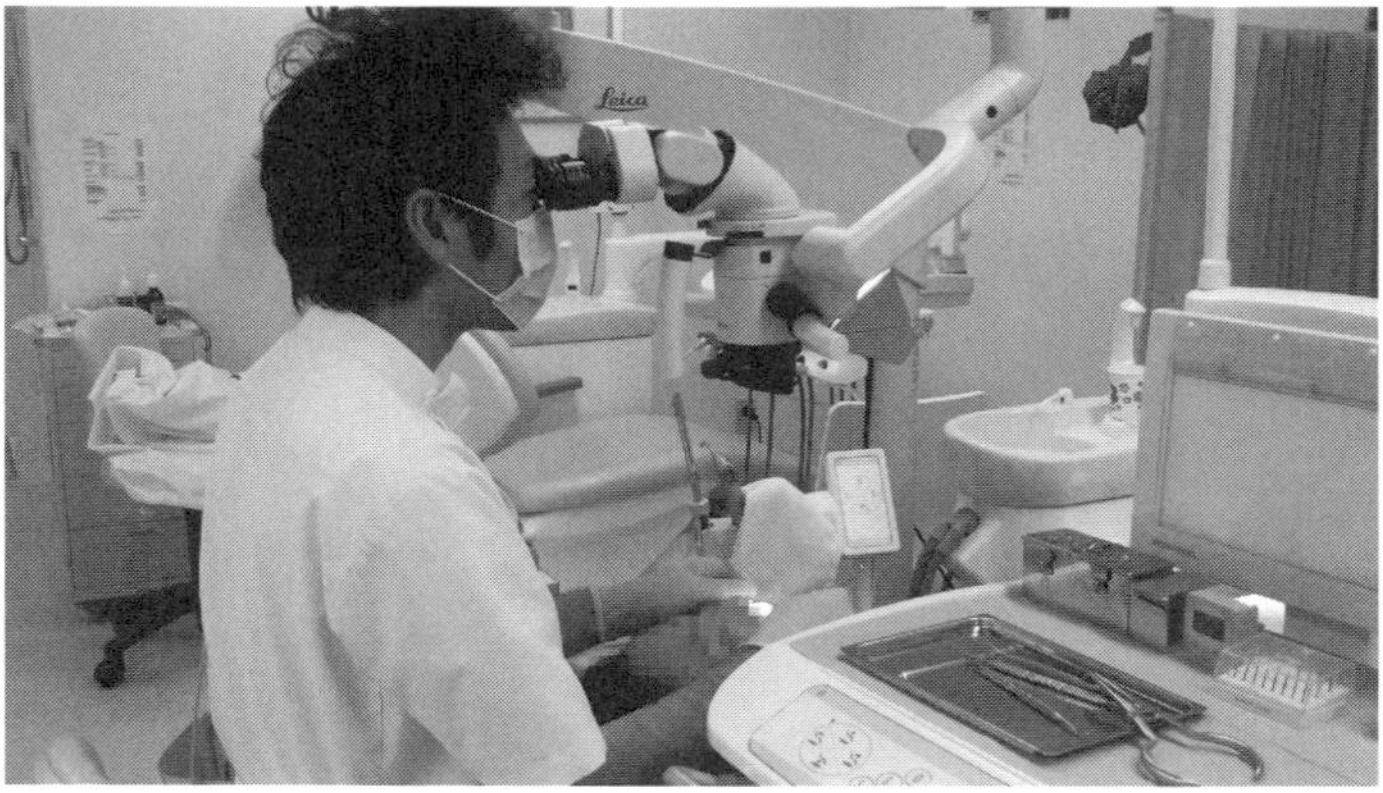

管口明示以降は、ラバーダムを使用します。保険外の歯内療法専門の歯科医院では、ラバーダムは必ず使います。

歯内療法専門の歯科医院であれば、根管内の処置は、通常マイクロスコープ下で行われます。根管は小さくてとても複雑な形態をしていますから、マイクロスコープ無しで適切な治療を行うことは非常に困難です。

垂直加圧根管充填法では、ガッタパーチャを加熱軟化した上で根管内に置き、プラガーという機材を用いてガッタパーチャを加圧して根管内に緊密に充填していきます。この方法は根管内の細かいところまでガッタパーチャが加圧されて入り込んでいきますから、感染病巣が残存する危険性が低く、良好な予後が期待できます。

垂直加圧と比較すると、側方加圧では十分な加圧がされないことが多いため、垂直加圧根管充填法に比べて予後不良になる場合が多く見られます。

一説によると、根管充填の成功率について、保険の側方加圧根管充填法では50%、保険外の垂直加圧根管充填法では90%と言われており、現時点では、歯内療法において、垂直加圧充填法が最も優れた根管充填法とされています。

正しい
治療の
ポイント

## 垂直加圧根管充填法は側方加圧充填法よりはるかに予後が良い

### 歯内療法の問題点

歯内療法が上手になされたかどうかは、その歯の予後に大きな影響を与えます。ですから、むし歯になって歯内療法が必要になってしまったら、保険診療を選ぶか、保険外の歯内療法専門医の治療を選ぶか、よく考えた方が良いでしょう。

たとえ保険診療であっても、むし歯が大きくなって強い痛みが出ている時に、感染した歯髄組織を除去してしまえば痛み自体は無くなります。その後の歯内療法がたとえ適切に行われていなかったとしても、とりあえずしばらくの間は痛みも無く、また噛めるようになります。患者からすれば、とりあえず痛みが無くなったことに満足するでしょうが、ここに落とし穴があるのです。本質的な治療が上手くいっていなくても、目先の不快症状が取り除かれているため、治療の不備がすぐにはトラブルにつながりにくいのです。

また、保険診療であれば、もし歯内療法の不備が原因でまた再治療になっても、そのたびにまた治療費を稼ぐことができますし、最悪抜歯することになっても、もっと大がかりな治療を行うことによって歯科医院が潤うことになります。歯内療法が適切かどうかは患者には判断できませんから、歯医者が治療のことで患者に追及されることもありません。

実際抜歯となる歯の多くは、歯内療法の不備が原因だというのが現実なのです。そうは言っても、前述したように、異常に低すぎる診療報酬で欧米並みの歯内療法を保険診療で行えという方が土台無理なのです。むしろ日本の低すぎる診療報酬から見れば、保険診療の歯内療法は現状が限界だと考えた方が良いでしょう。

## 歯の土台作り

歯内療法が終了したら、次に行われる治療は支台築造です。支台築造とは、むし歯や歯内療法のために失われた歯を修復する時に、歯の被せ物を作る前に、被せ物が安定して機能するために歯を補強する処置です。歯医者に、被せ物を作る前に土台を作りますと言われた経験がある人もいるかもしれません。その土台作りを歯科では支台築造と呼びます。

この支台築造もまた、様々な材料や方法があるのですが、現在一般的に用いられている材料と方法について説明します。

## ベストな土台はファイバーコア

保険外の支台築造の主流は、ファイバーコアというものです。現時点では、支台築造の材料としては、最も優れているとされています。しかし、これまでファイバーコアは、保険適応外だったため、保険外診療でしか使用できませんでしたが、二〇一六年一月から保険適応になりましたので、現在では保険診療でもファイバーコアを選ぶことができます。

ファイバーコアは、コンポジットレジンで作られた築造体の中にグラスファイバーの芯棒を入れ、機械的強度を高めたものです。グラスファイバーの機械的強度が人間の歯の象牙質に近いため、力がかかった時に歯と築造体が一体となって力を分散してくれます。

かつての保険診療で主流だったのが、金属を用いた支台築造です。これはメタルコアとも呼ばれます。保険適応の支台築造法なのですが、金属は基本的に歯の象牙質よりも硬く、そのため築造体の先端に応力が集中しやすく、これが歯根破折《はせつ》の原因となります。

また、前歯ではコアの金属色が透けて、歯が黒っぽく見えることがあります。さらに、型取りを行ってから、後日できあがってきたメタルコアを歯に接着することになるので、治療のための通院数がかかります。また、金属アレルギーのある患者には使えないという欠点もありました。

金属は強度に優れ、被せ物も安定しやすいので、以前までの保険診療においてはベターな方法でした。しかしファイバーコアが保険適応になった現在では、強いてメタルコアを用いるメリットは無いと言えるでしょう。

スクリューピンを用いる支台築造も主に保険診療で行われている方法です。この方法はファイバーコアの治療法に似ていますが、違うのは補強のための芯棒がグラスファイバーではなくて金属のスクリューピンであることです。しかしこれが大きな問題となります。補強のためのスクリューピンは金属なので、歯に力が加わると、スクリューピンの先端に応力が集中し、歯根の垂直破折（根が縦に真っ二つに割れること）の原因となります。かつて歯根破折の原因として最も頻繁に見られたのが、このスクリューピンによる支台築造だったため、現在欧米ではほぼ使われなくなりました。日本でもほとんどの歯科医院では使われなくなりましたが、一部の歯科医院では未だに用いられているようです。

## メタルコアとファイバーコアの比較

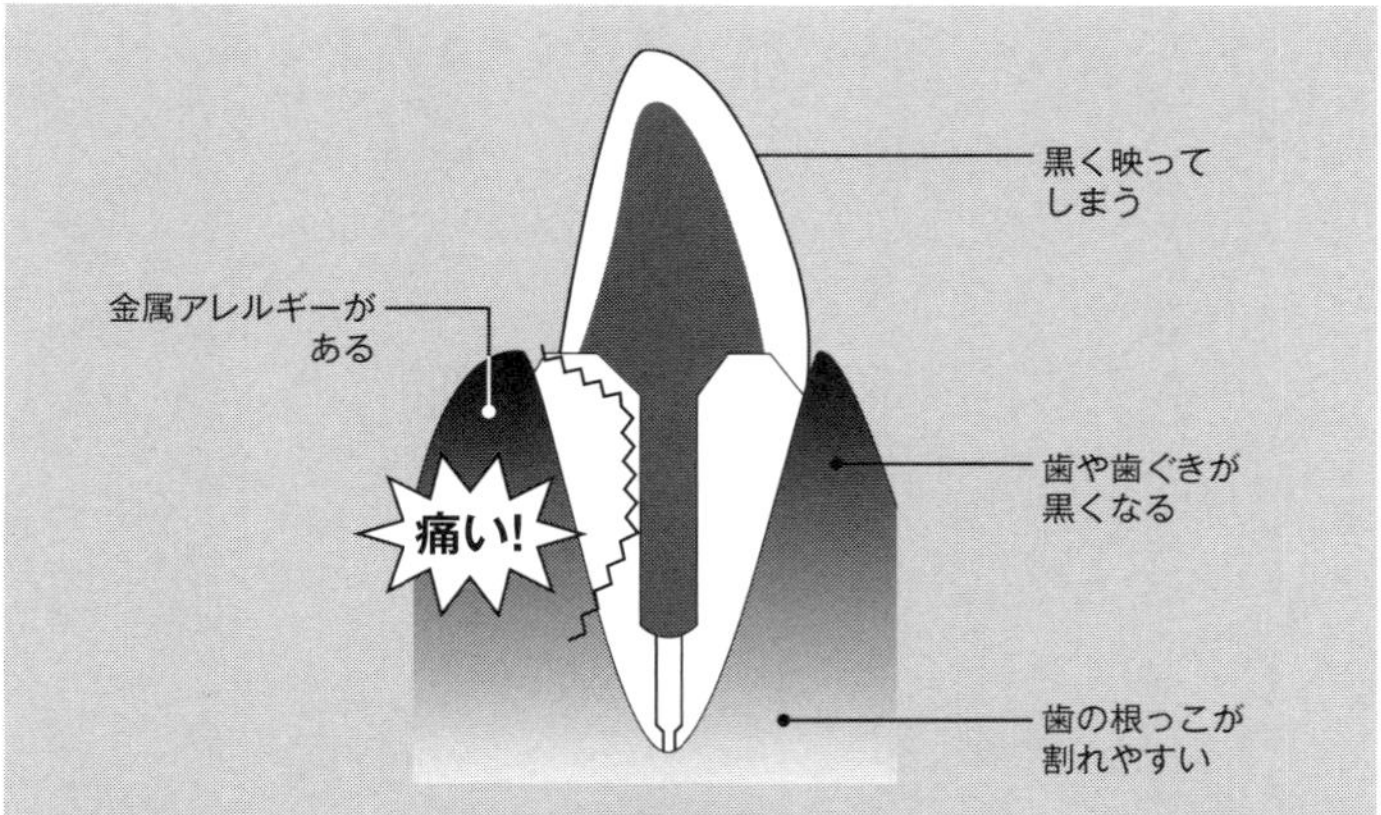


メタルコアの欠点

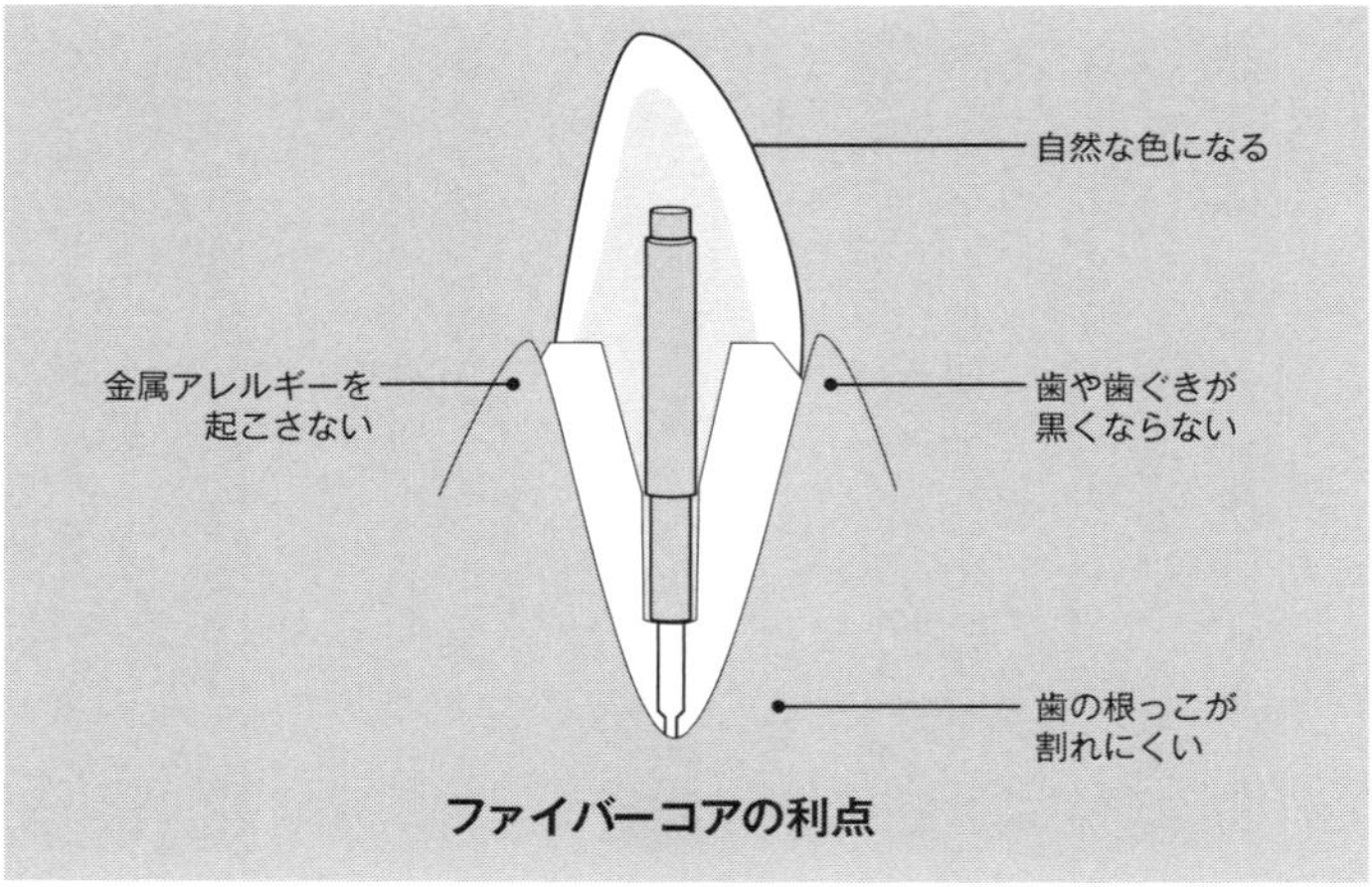


ファイバーコアの利点

正しい
治療の
ポイント

## 支台築造はファイバーコアを選択してくれる歯科医を選ぶ

### クラウンの選び方

歯内療法が完了し、支台築造まで終わったら、再び歯が機能できるようにその形態を回復させる必要があります。通常、歯内療法を行った歯というのは、歯の健康な部分が少なくなっていて、強度的にもろく、壊れやすくなっています。これを補強し、長持ちさせるためには、歯の全体を削り、上から被せるように修復物（人工の歯）を装着する必要があります。このような修復方法を歯冠補綴といい、被せ物のことを補綴物（クラウン）といいます。

クラウンは差し歯や被せ物などとも呼ばれます。一般の人は、差し歯というと前歯のことを思い浮かべると思いますが、歯科的には削った歯に被せる人工の歯のこと全般を指します。紛らわしいので、ここではクラウンとします。

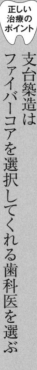

クラウンもまた、保険適応のものと保険外のものがあります。基本的に保険診療は必要最小限のもののみが適応になっているのは、他の歯科治療材料と同じことです。

クラウンを選ぶ時には、クラウンの材質のみならず、作成したクラウンの精度もまた予後に非常に大きな影響を与えるので、クラウン作成の過程もまた知っておくべきでしょう。

## 金属のクラウン

保険診療でのクラウンの主流は、金銀パラジウム合金のクラウンです。金属のクラウンは、見た目は良くありませんが、機械的強度に優れ、またセラミックの差し歯に比べて歯を削る量が少なくて済むので、審美性が問われない部分（奥歯など）においては適しています。

また保険外診療の金属であれば、20カラット金合金や白金加金を用いた金属クラウン（いわゆる金歯）があります。

見た目に問題のある金属クラウンですが、犬歯から犬歯までの前歯6本については、上下とも金属クラウンの外から見える前面部分のみ、レジン（プラスチック）を前装することが認められています。これを、レジン前装冠と呼びます。レジンはプラスチックではありますが、それなりに歯の色に近い色や質感を再現できますので、保険診療ではよく用いられる方法です。

しかし、レジン前装冠においては、前装部分のレジンが時間が経つにつれて変色してきます。そして変色が気になっても、その歯にむし歯や根尖病巣など、明確な再治療の必要が無い場合、保険診療で作り直すことはできません。

## 硬質レジンのクラウン

保険診療では、金属のほかに硬質レジンという歯科用プラスチックを用いたクラウンも認められています。

硬質レジンジャケット冠と呼ばれるもので、最近ではＣＡＤ／ＣＡＭ技術を使って、従来のものよりも高強度で精度の高いクラウンを作ることができるようになりました。

とはいえプラスチックですから、金属やセラミックに比べればどうしても強度は落ちます。また、汚れも付きやすく、徐々に変色していくという欠点もあります。ですから硬質レジンはクラウンの材料としてはあまり良いものではありません。

しかし、前述したレジン前装冠が保険診療適応になるのは犬歯までなので、第一小臼歯以降の臼歯部分に保険診療で白い歯を入れたい場合には、この硬質レジンジャケット冠を選ぶことになります。

ただし、硬質レジンジャケット冠がすべてＣＡＤ／ＣＡＭで作られているわけではありませんので、保険で硬質レジンジャケット冠を選ぶ時は、必ずＣＡＤ／ＣＡＭで作ったものかどうか確認しましょう。今のところ大臼歯部については硬質レジンジャケットは保険適応外であり、保険診療では大臼歯部は金属クラウンのみになります。

## メタルセラミックのクラウン

一般的にセラミックの白い歯というと、このメタルセラミック（メタルボンド、セラモメタルともいう）クラウンのことを言います。セラミックという材料が保険適応外の材料となるため、保険外診療となります。

これはコーピングと呼ばれる金属のフレームの上に、セラミックを七宝焼きのように焼き付けて製作するクラウンです。適切に製作されれば、高い審美性と強度が得られ、長期的な使用にも耐えることができます。現在日本で用いられている保険外のクラウンで、最も多いのがこのメタルセラミックでしょう。

メタルセラミックは、その特性上、前歯から奥歯まですべての部位に使用できるクラウンです。保険外ですので、治療費は高額なのですが、次項で紹介するオールセラミックのクラウンと比較すると安いので、選ばれることが多いようです。

メタルセラミックの欠点は、金属のフレーム部分は光を通さないので、歯ぐきや前歯が黒っぽく見える場合があることです。また、金属を使用するため、金属アレルギーがある人には、使用できない場合があります。

## オールセラミックのクラウン

最良の審美性（見た目の良さ）を求めるなら、オールセラミックのクラウンが最良の選択肢ということになります。セラミックは光の透過性もあるため、自然の歯に非常に近い色合いを再現することができるのです。また、金属を使用しないので、金属アレルギーの患者にも問題なく使用可能です。

メタルセラミックの欠点をクリアするために開発されたオールセラミッククラウンなのですが、かつては非常にもろくて割れやすいという欠点がありました。しかしベースとなるフレームに丈夫なジルコニアを用いることで、現在では十分な強度を持つことができるようになりました。

ジルコニアは強度が高いセラミックなのですが、非常に硬いため、精密な加工が難しい素材でした。しかし近年のＣＡＤ／ＣＡＭ技術の進歩によって治療に使用できるレベルの加工が可能となり、実際に用いることができるようになったのです。

こうして見るとオールセラミッククラウンは良いところだらけのように思えるかもしれませんが、弱点はあります。

進歩したとはいえ、セラミックは金属に比べると強度は落ちます。ですから、臼歯部のブリッジのような大きな力がかかる部位については、メタルセラミックや金属の方が適している場合もあります。また、歯を削る量がどうしても多くなりがちなので、そこも考慮する必要があります。

正しい
治療の
ポイント

## CAD/CAMで製作したクラウンを使用するのが◎

### 大きく違うクラウンの作成法

クラウンの作成法の違いは、その材質を選択する以上に重要なことかもしれません。なぜならば、クラウンによる治療の成否は、その作成物の精度に大きく左右されるからです。保険診療で行われるクラウン作成法自体は、間違っているわけではありませんが、やはり厳密な精度を保証するほどではありません。

保険外専門の歯科医院でクラウンを作成する場合、歯の形を整える処置も拡大視野で精密に行い、型取りも精度を高めるための特殊な処置や材料を用い、手間暇をかけて製作されます。

ちなみに保険診療でクラウン治療を行った場合、クラウンを装着した日から2年間は、もし再治療が必要になっても無償でやり直さねばならないことになっています。

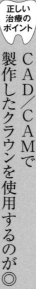

メタルセラミッククラウン(左)と
オールセラミッククラウン(右)

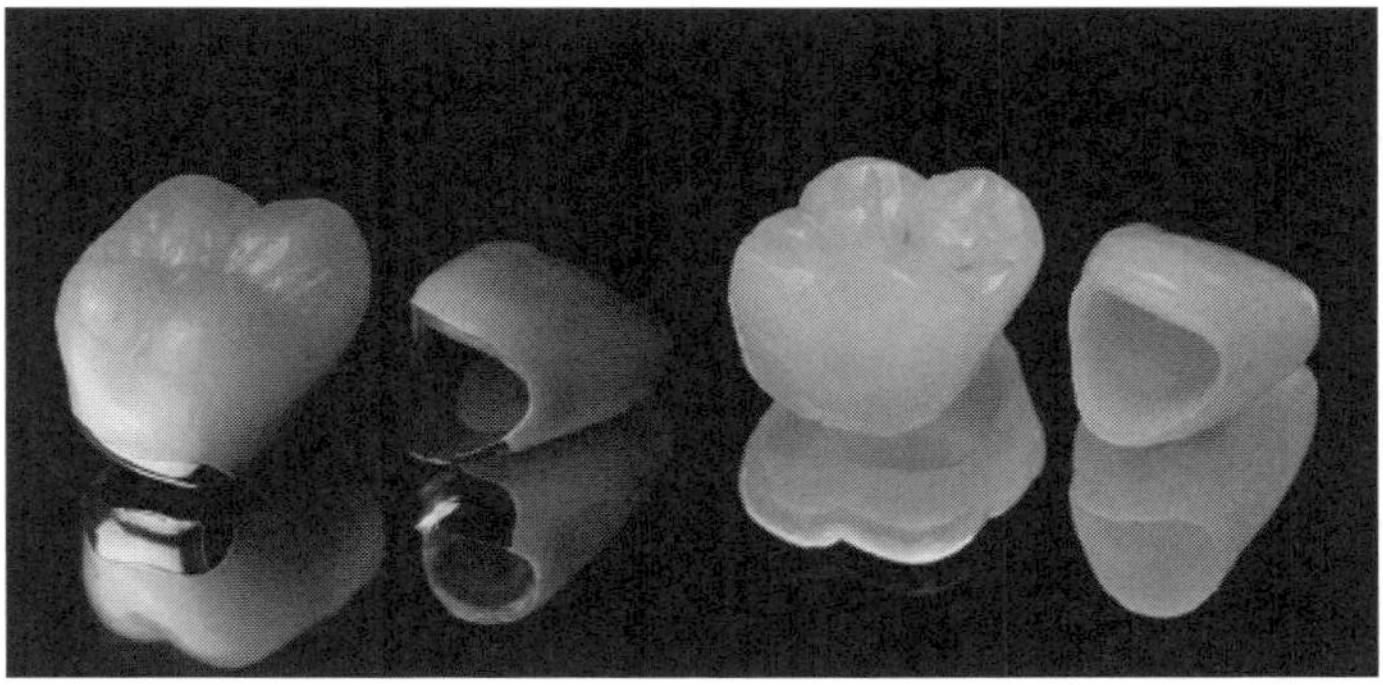

以前は、このような保証期間は設けられていなかったのですが、短期間に同じ歯の治療をやり直す歯科医院が続出したため、補綴物維持管理料という保険点数ができ、2年間の保証期間を設けるように保険診療のルールが改正されたのです。

歯の治療が適切に行われてさえいれば、保険診療で用いられる材料であっても優に10年は持つはずですから、2年間というのはかなり控えめな見積もりだと思います。

しかしそれでも歯医者の中には、

「この歯は以前治療してから2年経っていないから、ウチでは再治療できない」

というウソをついて、再治療を拒否する悪徳な歯医者もいるようです。

くり返しになりますが、支台築造を保険診療で行った場合には、クラウンもまた、保険診療で行わなければなりません。保険診療歯科医院でファイバーコアを保険診療で行った場合には、残念ながらクラウンを自費のセラミックにすることはできません。そしてまた、保険診療歯科医院が保険認定されたファイバーコアを自費診療で行うことも、禁止されています。

ファイバーコアが保険認定されたのは良いことですが、クラウンは自費素材が使えないという矛盾は、日本の保険制度が抱えている典型的な問題の一つと言えるでしょう。

正しい治療のポイント

# 金属アレルギーが心配な人はセラミッククラウン

第3章

# 歯周病の本質を理解しようとしない歯医者

## 歯周病の本当の原因

歯周病とは、歯を支える骨（歯槽骨《しそうこつ》）や、歯ぐきに炎症が起こる病気のことを指します。歯周病になると、歯ぐきが赤く腫れたり、歯ぐきから出血したり、歯ぐきから黄色っぽい膿が出たりします。進行すると歯槽骨が破壊され、歯ぐきが下がって歯が長く見えるようになり、最後は歯がグラグラになって抜け落ちてしまいます。

この歯周病の厄介なのは自覚症状に乏しいことであり、初期の頃はほぼ無症状で、進行してもあまり痛みを感じません。このため口の中に違和感を覚えて歯医者にかかった時には、すでに相当進行した状態になっていることが少なくありません。

炎症が歯ぐきのみに起こり、歯槽骨の破壊が起こっていない場合は歯肉炎といい、歯槽骨の破壊を伴う炎症がある場合を歯周炎と言います。一般的には歯肉炎よりも歯周炎の方がより重症であり、一度破壊された歯槽骨は基本的に元に戻ることはありません。

また一口に歯周炎といっても、様々な種類があります。代表的なのは慢性歯周炎ですが、他にも急速破壊性歯周炎や壊死性歯周疾患、全身疾患に伴う歯周炎などもあります。

しかし慢性歯周炎以外は比較的まれなので、本書では以下、慢性歯周炎を歯周病として説明していきます。

歯周病の治療について語る前に、そもそも人はなぜ歯周病になるのか、その原因を知る必要があります。

歯周病の原因もわからないのに、歯周病の正しい治療など、わかるはずもありません。しかしながら、現在行われている歯周病治療のほとんどは、原因を無視した対症療法に過ぎません。症状のみに対応し、その進行を抑えるだけでは歯周病が治ることなどあり得ませんし、実際に一度歯周病になった人が、従来行われている口腔内の歯科治療のみで治ることは残念ながらありません。

もちろん歯科の世界において、歯周病は昔から世界中でたくさん研究されてきました。しかしながら、現在に至るまで歯周病発症の真の原因とメカニズムについては解明されていません。歯周病の発症に口の中の細菌がかかわっていることは確かですが、細菌の存在自体は歯周病発症の原因にはなりません。というのも、細菌自体は歯周病にならない人の口の中にも、野生動物の口の中にも、どこにでも存在するありふれた菌だからです。

歯周病の研究者には、全身的な観点が抜けていると思われます。全身的な観点から歯周病を捉えれば、歯周病の本当の原因が見えてきます。私は予防歯科という観点から歯周病を捉えているので、従来の視点とはまったく違った全身的な観点から歯周病を見ています。

## 歯周病原細菌

歯周病を引き起こすとされている細菌を、歯周病原細菌と呼びます。

歯周病に関連する細菌は、よく知られているものだけでも20種類以上あります。しかしこれらの細菌は特別な細菌ではなく、実は誰の口の中にでも普通に存在するありふれた菌（常在菌）なのです。しかし多くの人は、歯周病原細菌が口の中にいても、歯周病になることはありません。

これら歯周病原細菌の感染を完全に防ぐ方法は存在しません。また、一度口の中に定着した歯周病原細菌を完全に除去することも、現時点では不可能です。

口の中に殺菌消毒薬を用いたり、歯科医院での定期的な検診や歯石取りを行っても、歯周病の発症や進行を完全にコントロールすることはできません。それどころか抗菌薬を乱用すると、口の中の健康維持に貢献してくれている良い菌（善玉菌）まで殺してしまい、かえって病気になりやすい口の中の状態を作り上げてしまいます。

## 歯周病患者の症例写真

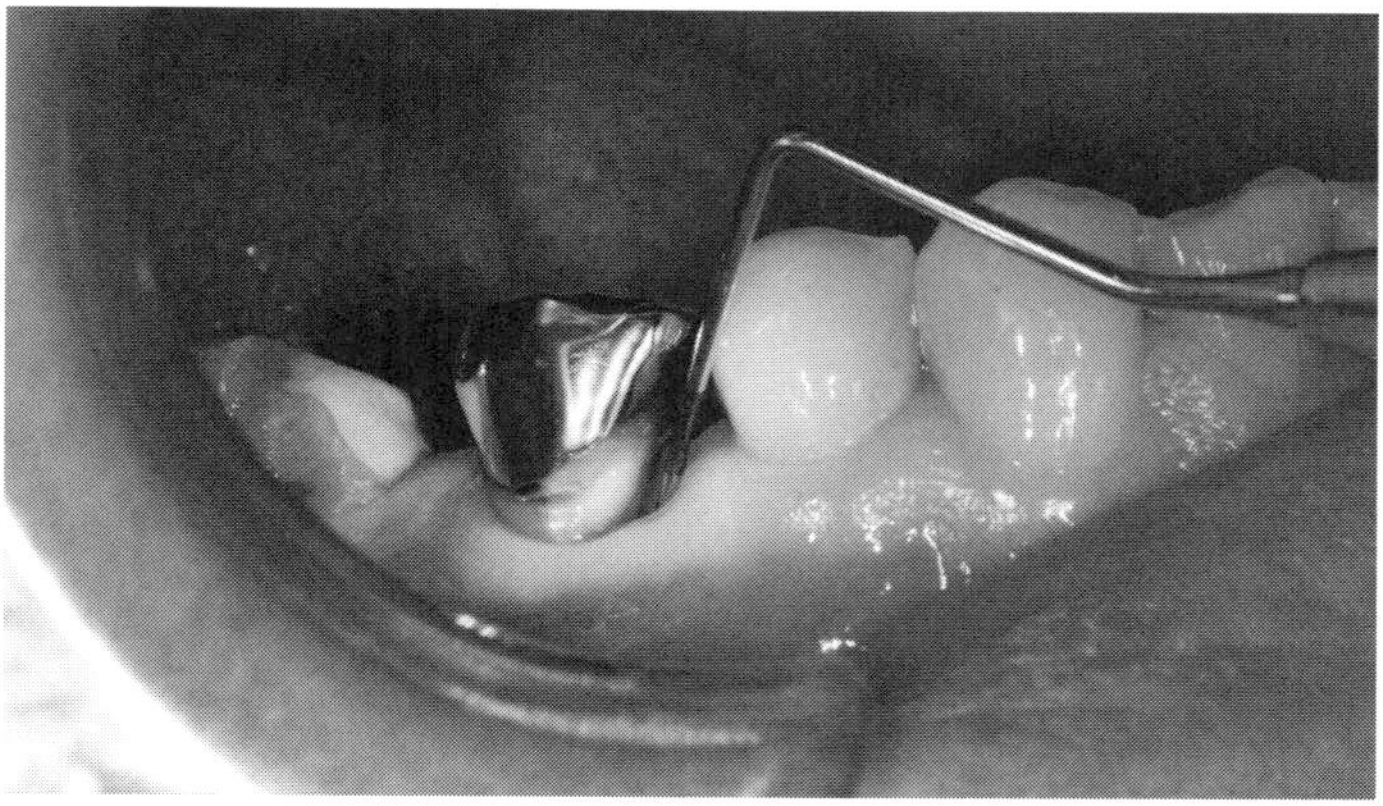

歯と歯ぐきの隙間が深くなっている

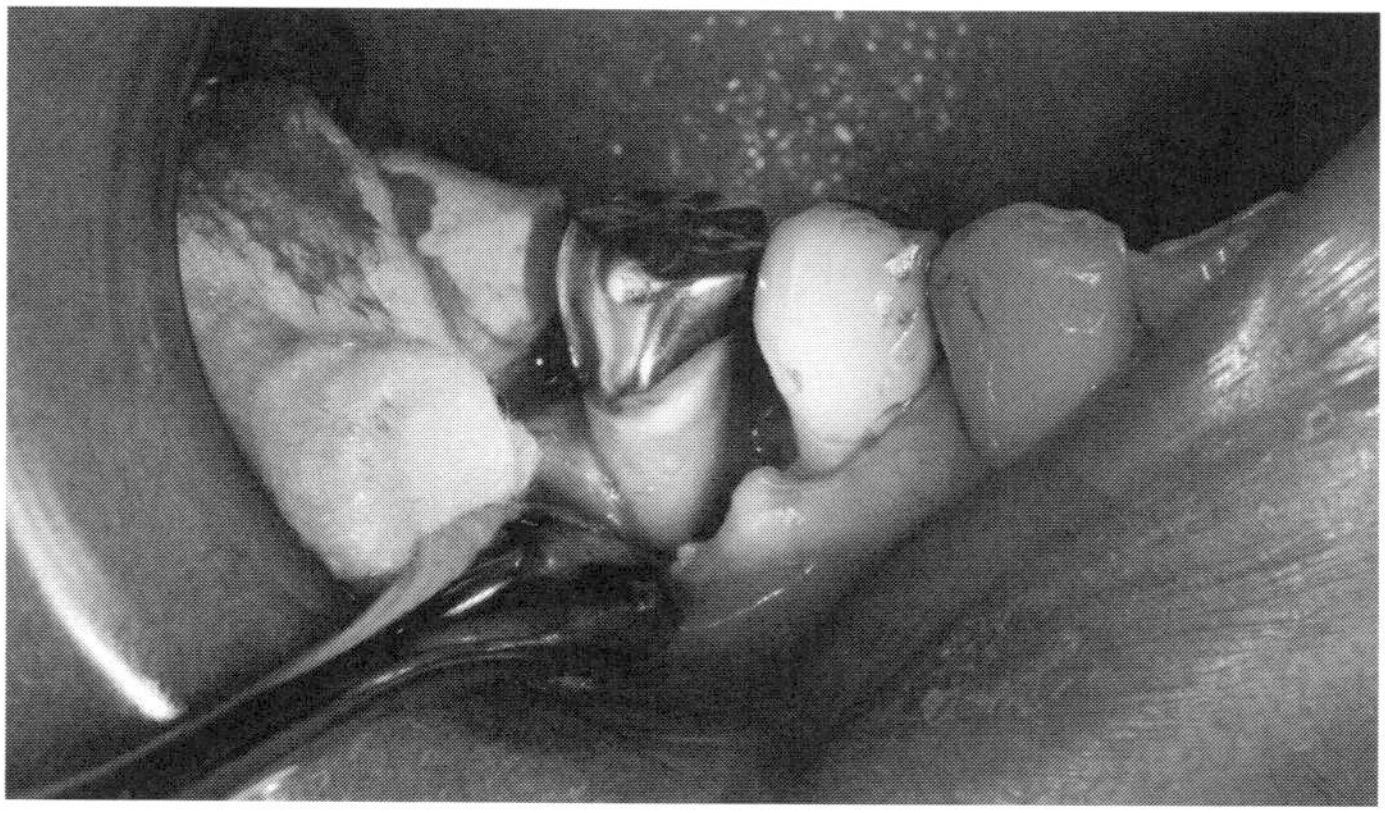

歯ぐきを開くと大きく骨が失われていることがわかる

口の中の善玉菌は、腸内の善玉菌と同じく、口の中の環境を良好に保ち、健康を維持していく上で重要な働きを担っています。口の中の細菌層が乱れ、善玉菌が激減したり、死滅したりすると、感染に対する抵抗性が低下したり、歯ぐきの正常な免疫力を狂わせてしまうことになるのです。

## 歯周病の原因は免疫力低下

多くの人、特に伝統的な生活を営む先住民族や、野生動物は歯周病になりません。彼らの口の中にも歯周病原細菌は存在しているはずなのですが、なぜ彼らは歯周病にならないのでしょうか?

それは、彼らの持つ免疫力が歯周病原細菌の攻撃を防いでくれているからです。免疫力が正常に働いていることで、たとえ口の中に歯周病原細菌がいても、普通は歯周病を発症しないのです。

ということは、歯周病の発症や進行の本当の原因は、免疫力の低下ということになります。実際、歯周病患者の多くは全身的な免疫力低下に伴う様々な症状や疾患を併せ持っています。特に、免疫力低下を引き起こす代表的な慢性疾患の一つである糖尿病には、歯周病との強い関連があることがわかっています。

糖尿病は全身の免疫力の低下を招き、歯周病の発症や進行に深く関与します。そしてまた、歯ぐきに起こる慢性炎症はインスリン抵抗性を引き起こし、糖尿病のコントロールを難しくしてしまうという相互関係にあるのです。

免疫力が低下する原因には、口の中に特有な原因も確かにありますが、根本的な原因は全身的な免疫機構にあります。免疫機構を司る中心は、腸管免疫といって、人間の腸管（主に小腸）にあります。腸管免疫が機能低下すると、免疫機構が破たんしてしまい、全身に様々な症状が現れます。歯周病というのは免疫力が低下することによって引き起こされる様々な症状の一つに過ぎないのです。

ですから歯周病になってしまった人は、歯ぐきの処置を行う前に、まずは低下した免疫力の回復に努めるべきです。免疫力が低下している原因を突き止め、その対処を行って免疫力を回復させ、その上で歯ぐきの処置も併せて行うのが、歯周病の本来の治療のあり方なのです。

## 歯周病を根本的に治療するために

前述したように、歯周病は免疫力が低下することによって起こる様々な症状のうち、口の中で起こる一症状に過ぎません。歯周病を見つけたら、その背景にある免疫力低下の原因を探るべきです。

そうは言っても人間の免疫機構は非常に複雑であり、様々な要因が関係します。主なものを挙げても、誤った食生活、タバコ、飲酒、過労、ストレス、加齢、薬物、気候、遺伝的体質など、実に様々です。そしてこれらの要因の何がどのくらい免疫低下に関係しているかを正確に知ることは、ほぼ不可能です。

まずは、免疫力低下を引き起こすことが明白な要因を排除することから始めるべきです。免疫力低下を引き起こすことが明白な原因を除去すること無しに、免疫力を回復させることなどできません。

人間の身体には自然治癒力というものが備わっています。そして、免疫力はその主役とも言える存在のものです。

免疫力が働くことを阻害し、免疫力を低下させている原因を取り除けば、自然治癒力が発揮され、病気を治し、健康へと導いてくれます。自然治癒力に勝る医療は存在せず、自然治癒力の主役である免疫力を妨げる原因を除去すること無しに、真に病気から回復することなどあり得ません。

免疫力低下を引き起こす原因の中には、簡単に排除できるものもあれば、なかなか止められないものや、自分の力ではどうにもならないものもあります。

仕事や家庭環境からくるストレスや、加齢による免疫力低下などは避けようがありません。しかし、誤った食生活を変えることはできるでしょうし、喫煙者はタバコをやめることが重要です。

しかし、くり返しになりますが、免疫力の低下が引き起こす疾患は、歯周病だけではありません。

全身的な免疫機構の低下は慢性疾患や自己免疫疾患、ガンなどとも関係していると考えるべきです。

歯周病を単なる口の中の病気と捉えるのではなく、全身的な病気の一症状であると考えれば、その根本原因を除去することが健康につながるということなのです。ですから、一筋縄ではいかないとしても、誤った食生活や喫煙など自分でコントロール可能な悪習慣はやめるべきなのです。

正しい治療のポイント

## 歯周病を治すにはまず悪習慣をやめること

### 免疫力低下を引き起こす食生活とは

喫煙や飲酒の習慣が健康にとって良くないことは多くの人たちが理解していますが、食習慣の良し悪しについては様々な意見があって、これが正解というものはありません。

もちろんジャンクフードまみれの食生活を良しとする人はさすがにいないでしょうが、野菜をたくさん食べるべきという、ごく当たり前に思える主張ですら、実は明確な論理的根拠があるわけではないのです。実際、野菜は一切摂るべきでないという主張はさすがに聞かないにせよ、野菜をたくさん摂ることが健康につながるわけではないという主張は存在します。

むし歯の原因とその予防法に関するウソが世の中にはびこっているように、食と健康に関するウソもまた、世の中にはたくさん存在しています。そしてその多くは、これまで広く常識とされるものですらあったりするのです。

それどころか、この常識こそが曲者であり、知らず知らずのうちに刷り込まれたウソの常識によって、我々は病気になるような食生活を自ら選択させられているのです。

むし歯の本当の原因が、歯磨きがきちんとできていないからだとか、フッ素を塗らなかったからだとかではなく、実は突き詰めれば砂糖であるというように、歯周病の本質である免疫力低下を引き起こす食というのもまた、一般的な常識とは別にあります。全身的な免疫力低下を引き起こす原因物質として真っ先に挙げられるのもまた砂糖であり、砂糖はむし歯の原因のみならず、歯周病の原因でもあるのです。

むし歯の原因のところでもお話しした通り、砂糖や異性化糖のような強い甘みを持つ糖類は、むし歯の本質的な原因であり、本来人間がまったく摂取する必要のないものです。しかし、砂糖や異性化糖のような強い甘みを持つ糖類は、強力な依存性を持ち、その依存性の強さはコカイン以上とも言われています。

しかもむし歯の原因だけでなく、全身的には血糖値コントロールを狂わせ、低血糖症を引き起こしたり、小腸でカンジダ菌の異常繁殖を引き起こし、リーキーガット症候群（後述）

の原因となったり、摂食中枢を狂わせて過食症や肥満を引き起こしたり、全身の血管や神経を糖化させ、糖尿病はもちろん、高血圧、腎疾患、白内障、認知症などの原因にもなります。

正しい治療のポイント

# 正しい食事こそが、健全な免疫力の源

## 低血糖症とは

低血糖症とは、血糖値コントロールが上手くいかなくなることで、血糖値が下がり過ぎる病態を示します。糖尿病患者がインスリンのコントロールを誤ることで低血糖症になることは以前から知られていましたが、最近では糖尿病ではない人が食生活の問題によって低血糖症を起こすことが知られるようになりました。このような食生活の問題によって起こる低血糖症を、機能性低血糖症と言います。

機能性低血糖症の原因は、糖質の過剰摂取です。大量の糖質を摂り続けると、常に血糖値が高い状態になってしまうため、生体は血糖値を下げようとして膵臓からインスリンを過剰に分泌するようになります。膵臓からインスリンが過剰分泌されることによって、糖質を摂取しているにもかかわらず、血糖値が下がってしまい低血糖症となるのです。

生体は血糖値が下がると血糖値を上げるために様々なホルモンを分泌します。この血糖値上昇ホルモンには、グルカゴン、アドレナリン、糖質コルチコイド、チロキシン、成長ホルモンなどがあります。これらのホルモンは、血糖値上昇作用のほか、様々な作用を持っていますので、低血糖症になると様々な症状を表すようになるのです。

例えば血糖値上昇ホルモンであるアドレナリンは、中枢神経興奮作用や、血圧や心拍数の上昇作用を持つ一方、消化器官の機能低下を引き起こし、消化管潰瘍を引き起こすことがあります。また消化器官の機能低下は腸管免疫の機能をも低下させるので、免疫力が低下することにつながります。

また、血糖値上昇ホルモンの一つである糖質コルチコイドは、ストレスに対する対応や免疫機能にとって重要なホルモンです。しかし、低血糖症となり糖質コルチコイドの過剰分泌が続くと、糖質コルチコイドを分泌する副腎が疲労してしまい、糖質コルチコイドを分泌できなくなってしまいます。

糖質コルチコイドの分泌が低下すると、ストレスに対する耐性が低下し、うつになったり、免疫力が低下することでアトピーやアレルギー疾患、自己免疫疾患などを引き起こします。また糖質コルチコイド分泌機能低下が原因とされる疾患には、慢性疲労症候群があります。

このように砂糖などの甘いものの過剰摂取は、むし歯の原因のみならず、低血糖症の原因となることで間接的に免疫力低下を引き起こし、歯周病の発症に関係しているのです。

正しい治療のポイント

**甘いものの過剰摂取は歯周病を引き起こす**

## 免疫力が低下するリーキーガット症候群

また、砂糖は小腸でカンジダ菌の異常増殖を招き、腸カンジダという病態を引き起こすことがあります。腸カンジダになると小腸粘膜に慢性炎症が起こり、腸管壁の隙間が大きくなってしまいます。するとそこから異物となる分子量の大きい分子や、細菌などの微生

## 血糖値調節ホルモンの働き

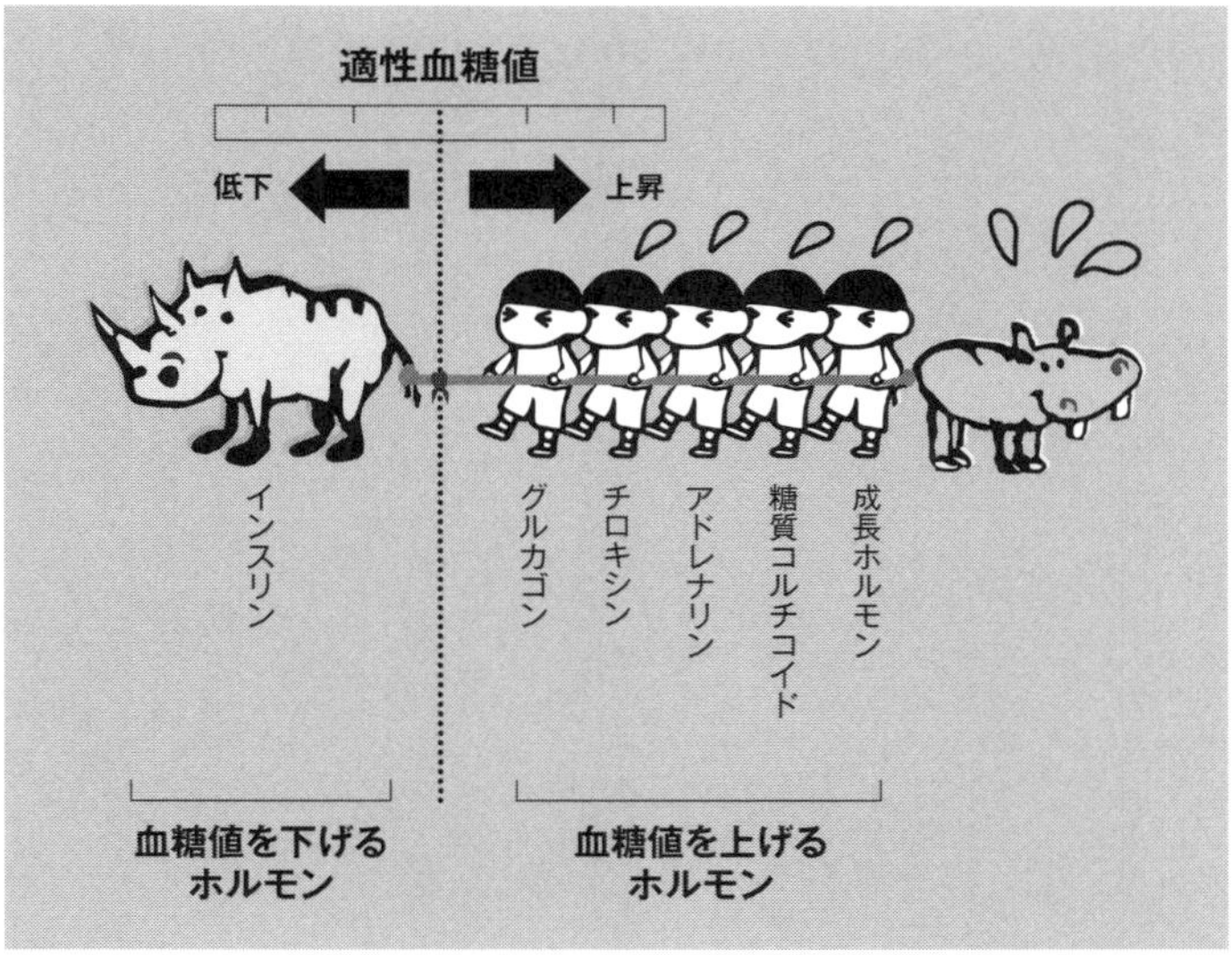


低血糖症になると、血糖値を上げるホルモンが異常に活性化してしまい体に変調をもたらしてしまう

物が体内に侵入するようになってしまいます。このように小腸粘膜の慢性炎症によって腸管粘膜の透過性が高くなってしまう状態を、リーキーガット症候群と言います。

小腸には免疫機構を司る中心であるパイエル板があります。リーキーガット症候群になると、当然ながら免疫力は低下してしまいます。

## 栄養欠乏と免疫力低下

そして、栄養欠乏もまた、正常な免疫機構が営めなくなる大きな原因となります。

人間が健康を維持していくためには、正しい食事によって、様々な種類の栄養素をバランスよく、しっかりと摂取しなければなりません。特にタンパク質と脂質、ビタミン、ミネラルは過不足なく摂取する必要があります。これらの栄養素を豊富に含む食品は、肉類、魚介類、卵、チーズなどの動物性食品です。実は脂質も植物性よりも動物性の方が人間にとって適しています。

栄養学的にみれば、野菜にはビタミンCを除き、ほとんど栄養素が含まれていません。炭水化物は食物繊維も含め、人体にとって必要な栄養素ではありません。特に穀物は栄養

パイエル板

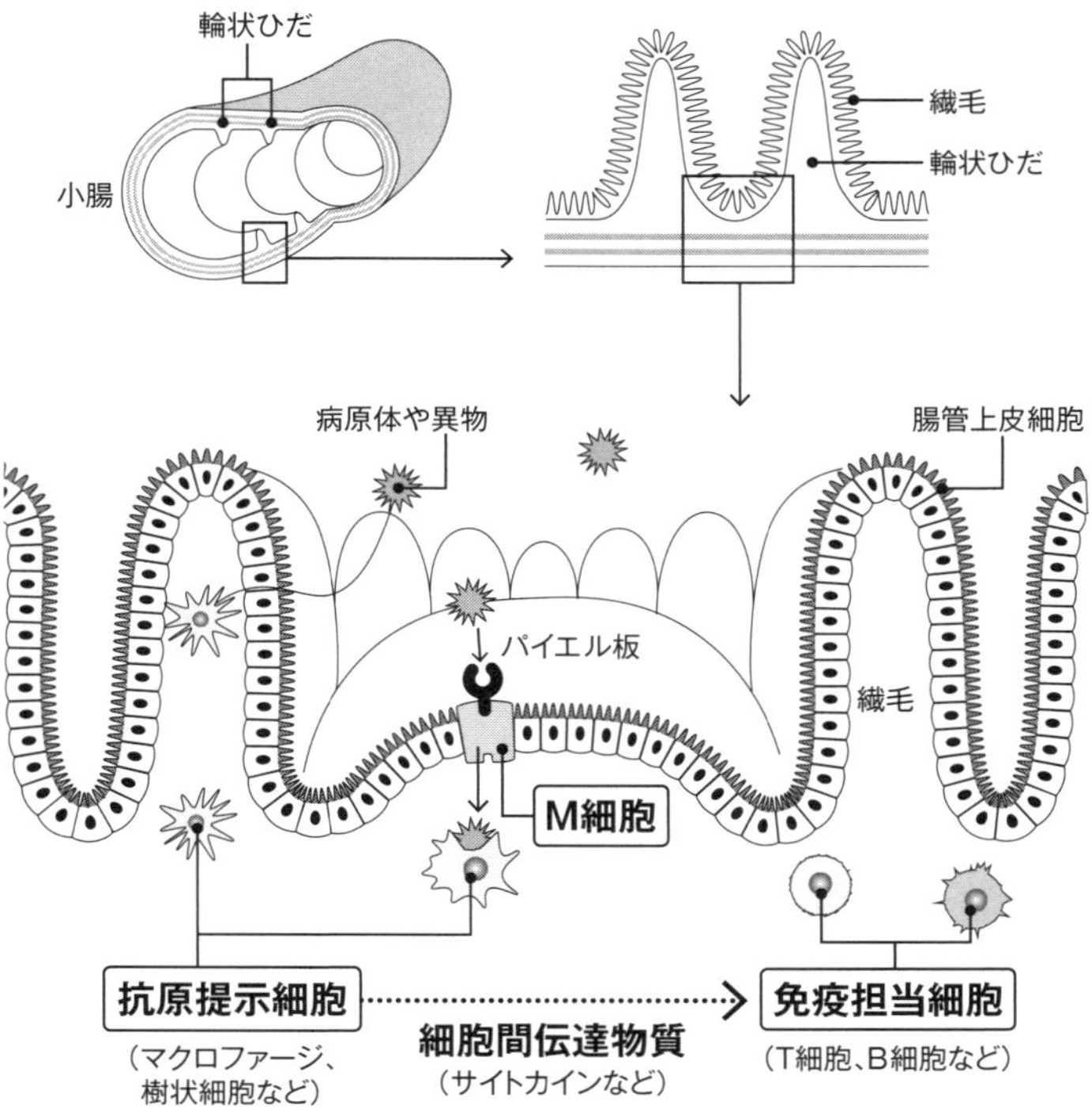


小腸の免疫機構の中心であるパイエル板に炎症が起こると免疫機構が破たんしてしまう

に乏しく、糖質以外の栄養素はわずかしか含まれませんから、積極的に摂取すべきものではないと言えます。

私のクリニックでは予防歯科の一環として、食生活改善指導を行っています。その指導内容は先住民族の健康状態と伝統的な食生活の関係から生み出されたもので、先住民食と名付けています。先住民食については後に詳しく説明しますが、まずは全身的な免疫力低下を引き起こす原因の一つに、誤った食生活があること、誤った食生活の改善なしに歯周病の改善はあり得ないことを理解してください。

正しい治療のポイント

## 誤った食生活を改善しない限り歯周病は治らない

### 歯周病の口の中の治療法

歯周病の本質的な原因が、全身的な免疫力低下であるといっても、食生活や生活習慣の改善だけで悪化した歯周病は治りません。歯も歯を支える歯周組織も、自然治癒力が低下していため、やはり歯科的な治療介入が必要となります。

歯周病は歯を支える歯ぐきや歯槽骨に起こる炎症が引き起こす疾患です。しかし炎症そのものは、傷口を治すための自然治癒力によって起こるものであり、歯ぐきの状態が良くなるために必要な反応です。

ところが歯の表面に歯石が付いていると、正常な創傷治癒が妨げられてしまいます。ですから炎症を抑え、歯周組織の健康を回復するために、感染源となっているプラーク（歯垢）や歯石を除去する必要があります。

歯石には歯ぐきよりも上に付く縁上歯石と、歯周ポケットの中、歯ぐきの下に付く縁下歯石とがあります。正常な創傷治癒の妨げとなっている歯石は歯磨きでは落とせませんから、歯科医院で歯石を取ってもらう必要があります。

歯科では歯石を取ることを、スケーリングと呼びます。歯科医院でこの言葉を聞いたことがある人もいるかもしれませんが、これは歯周病治療における基本治療としての歯石取りという意味です。さらに細かく分ける場合、縁上歯石の除去をスケーリングと呼び、縁下歯石の除去は縁下スケーリングと呼んだり、ＳＲＰ（スケーリング・ルートプレーニング）と呼んだりします。

縁上歯石の除去は比較的簡単ですが、縁下歯石は付いている部位によっては除去が困難です。しかし完全に除去しないと正常な創傷治癒が得られません。そこでしばしば麻酔をかけて、歯ぐきを開いて歯石を除去する必要があります。感染源となっているプラークや歯石、感染した歯周組織を除去することによって、健康な歯周組織が回復します。

しかし残念ながら、悪化した歯周病によって一度失われた歯槽骨は元には戻りません。歯槽骨が失われてしまうと、歯周組織は残っている骨のレベルでしか回復しません。そのため、歯ぐきは下がり、歯が長くなったようになってしまいます。歯の隙間が大きくなって、食べ物が詰まりやすくなったりしますので、歯磨きするのが難しくなりますし、トラブルが起きやすい状態になってしまうのです。

## 歯周病を悪化させる歯磨き

歯磨きといえば、歯磨きは歯周病発症を予防しないことについては、前述した通りです。

さらに言うと、歯磨きは歯周病を予防しないどころか、むしろ歯周病を悪化させる原因にもなるのです。

なぜならば、歯周病で歯ぐきに炎症が起こっているのは、歯ぐきが治ろうとしている創傷治癒の過程にあるからです。治癒の過程にある炎症を歯ブラシでこすったりすると、これは傷口をいじるようなものですから、傷の治りが悪くなってしまいます。

しかも、特殊な薬剤や抗菌剤入りの歯磨き粉などを歯ぐきにこすり付ければ、さらに傷の治りを悪くし、歯周病を悪化させてしまうことになります。

創傷と皮膚潰瘍において提唱されている湿潤療法の考えでは、傷口を消毒すると傷の治りがかえって悪くなるということですが、歯周病も同様に、傷口を消毒したりすることなく、安静にして湿潤状態を保つことで、治りが早くなります。幸い口の中は常に唾液で濡れた状態にありますから、創傷治癒を妨げる歯石さえ除去できていれば、後は歯ブラシでいたずらに刺激することなく、そっとしておくのが、治癒への一番の早道です。

それにもかかわらず、

「歯周病は歯磨きができていないから」

という勘違いが歯科界に横行しているせいで、歯周病に悩んでいる人ほど熱心に歯磨きしてしまいます。さらに、ラウリル硫酸ナトリウムといった界面活性剤やフッ素、CPC（塩化セチルピリジニウム）などの抗菌剤入りの歯磨き粉は粘膜を傷付けますから、良かれと思って使い続けるほど、かえって歯周病が悪化していくのです。

ですから私は、歯周病の患者には、

「歯磨きは一日一回とし、歯磨き粉やマウスウォッシュ剤は一切使わず、歯だけを磨いて歯ぐきはなるべく磨かないように」

と指導します。すると多くの患者はこれだけで、驚くほど歯ぐきの状態が改善します。

歯医者の多くが歯周病の本当の原因や正しい治療法を知らないため、勘違いからくる間違った指導が横行していることもまた、日本人に歯周病が多いことの要因の一つであることは間違いないでしょう。

私はそもそも歯磨き自体、必要ないと考えています。お風呂に入らなければ病気が予防できないわけではないのと同じように、歯磨きしなければむし歯が予防できないわけではありません。それでも歯磨きが口臭予防や歯の表面についた着色の除去に有用なことは認めています。いわば、エチケットとしての生活習慣と同じような位置づけで、歯磨きを捉えています。また、歯周病になってしまった患者に関しては、歯ぐきの炎症を改善する効果はありますので、その意味で歯磨き指導を行うことはあります。

正しい
治療の
ポイント

## 間違った歯磨きは歯周病の治癒を遅らせる

### フラップ手術

先にも述べましたが、歯周病治療の一環として、縁下歯石を確実に除去するために、歯ぐきに麻酔をして歯ぐきを開く場合があります。

このように、歯ぐきを開くというような外科的処置は、一般に歯周外科と呼ばれ、様々な術式が存在します。その歯周外科の術式の中でも、最も基本的な術式でよく行われているのが、フラップ手術です。

フラップ手術とは、歯ぐきに局所麻酔をした上で、歯肉を切開し、剥離して歯槽骨を剥き出しの状態にします。そして、切り開いた歯肉を剥くようにして、歯槽骨と歯肉縁下の歯根面を露出させ、見える状態にした上で歯根面に付いているプラークや縁下歯石などの汚染物質を徹底的に除去する歯周外科手術です。この時に感染し、炎症を起こしている歯ぐきの組織も除去することで、治癒が良くなります。

フラップ手術は歯周外科の基本術式であり、保険適応の手術です。進行した歯周病の治療に歯周外科は必要不可欠な技術なのですが、通常の保険診療では、このような高度な歯周病治療を扱っていないところがほとんどです。歯周外科が必要なほど進行した歯周病は、歯周病専門の歯医者のいる歯科医院で治療を受けるようにするのが良いでしょう。

## 歯周病治療後の正しいメンテナンス

発症してしまった歯周病を治すには、全身の免疫力低下を引き起こす原因を取り除き、自然治癒力を機能させるために必要な栄養を普段の食事からしっかり摂ること、歯周組織の感染源や病巣を取り除き、歯周組織の健康を回復させることが、正しい治療であることはこれまで述べてきた通りです。

ただし、このような一連の治療の流れによって、歯周組織の健康が回復されたからといって、そのまま放っておいてはいけません。

残念ながら、一度失われた歯槽骨などの歯周組織が完全には回復することはありません。

部分的ではあっても、歯周組織が失われると、歯ぐきが下がり、歯と歯の隙間が大きくなってしまいます。このような状態では、食べカスやプラークが溜まりやすくなり、歯周病の再発リスクは非常に高くなります。

このため歯周病治療が終わった後も、定期的に検診やクリーニングなどの、メンテナンスが必要になります。歯周病がきちんと治療されていれば、通常メンテナンスは年2～3回程度で十分であり、それ以上細かく通院する必要はありません。

歯科医院でのメンテナンスのほか、毎日の正しい歯磨きに加え、食生活や生活習慣の改善を引き続き行うことで、歯ぐきの良好な状態が維持されるのです。

以下、私が考える正しい歯磨きについて簡単に紹介しておきます。

- 歯磨きはエチケットのためと捉え、一日一回朝出かける前に、2分ほど磨くこと
- 歯だけを磨き、なるべく歯ぐきをこすらないこと
- 歯磨き粉は使わないのが望ましいが、着色が気になるなら、何もつけずに一通り磨き終わってから、少量の歯磨き粉を付けて前歯の目立つところだけを磨くこと
- 歯磨き粉はフッ素、ラウリル硫酸ナトリウム、各種抗菌剤入りのものは避けること

## 歯周病を治す薬は存在しない

残念ながら今のところ、歯周病を治す薬というものは存在しません。

急性の炎症が強く出ている時に炎症を抑える抗生物質はありますが、あくまで効果は一時的なものであり、使い続ければ耐性菌の出現や常在菌の思わぬ変化など、様々な副作用が引き起こされます。

中には、歯周病に効く特殊な薬剤や水があると言っている歯医者がいますが、そのような魔法の薬は存在しないのです。

特に、保険適応外の高価な歯磨き粉や塗り薬、うがい用の水などを勧められた場合は、信用すべきではありません。そのようなもので歯周病は決して良くならないどころか、かえって悪化するだけです。

それにもかかわらず、最近予防歯科と称して3DS(デンタル・ドラッグ・デリバリー・システム)という方法が広まっています。これは、毎日の歯磨き後に、歯の形に合わせて作ったトレーに抗菌薬を入れて、口の中にトレーをはめて5分置くという方法です。抗菌薬によって歯周病原細菌を殺菌することで、歯周病が予防できると称しています。

しかしながら、これは先に述べた通り、非常に危険な方法です。歯周病原細菌は常在菌なので、菌が存在したら必ず殺菌しなければならないようなものではありません。抗菌薬の乱用はさらに厄介な耐性菌の出現や、正常な口の中の細菌層の破壊を引き起こす可能性を否定できませんから、私はお勧めしません。

**正しい治療のポイント**

**保険適応外の薬剤治療を勧める歯科医には要注意**

## レーザー治療の問題点

また、薬剤に加えて、歯周病にレーザー治療を行っている歯医者も要注意です。

レーザーは急性の炎症に効果がある場合もありますが、多くの歯医者は歯周外科などの原因除去治療ができない代わりの方法として、レーザーで炎症を表面的に抑えるということを行っています。歯周ポケット内の縁下歯石が除去されない限り、歯ぐきの炎症はくり返し起こりますから、レーザー照射は根本治療にとって何の意味もありません。

歯周病はむし歯以上に適切な治療を受けることは難しく、歯医者選びが難しいのが今の日本の現状です。ですから発症させない、進行させないことが重要です。

くり返しになりますが、歯周病は、痛みなどが無いままに静かに進行していく病気ですから、歯周病になっていないかどうか、定期的な検診を受けることをお勧めします。

**正しい治療のポイント**

**歯周病のレーザー照射はあくまで一時的に痛みを取るだけ**

## 保険診療における歯周病治療の問題点

保険診療では全身的な免疫力低下を調べることも、それに対応した治療や指導も一切認められていません。というのも国や歯科医師会には、歯周病は全身的な免疫力低下が原因であるという認識がありません。また保険診療歯科医院である限りは保険診療の手順どおりに処置を行わなければなりませんから、保険診療歯科医院で全身的な観点から歯周病の治療を受けることはできないのが、現在の日本の実情です。

口の中の処置のみでは決して歯周病は治らないことを考えると、やはり進行した歯周病になってしまった場合、歯医者の処置だけで何とかなると考えるべきでなく、普段の食生活や生活習慣を見直し、改善することもまた必要です。

第4章

# 子どもの将来を変えてしまう危険な小児歯科

## 小児歯科とは

小児歯科とは小児を専門とする歯科治療のことです。医療法で認められている保険診療の歯科の標榜科目の一つにも、小児歯科があります。大学には小児歯科の講座があり、日本小児歯科学会という専門の学会もあります。日本小児歯科学会もまた、専門医認定制度を設けていて、小児歯科認定医や専門医が存在します。

しかしながら、後述する矯正歯科の場合と同じように、歯科医師免許さえ持っていれば、法に定められた範囲ならば、どのような標榜科目を掲げようとも自由です。ですから、小児歯科を標榜している歯科医院であっても、小児歯科専門医がいるとは限りません。むしろ、専門医がいないのに小児歯科を標榜している歯科医院が圧倒的に多いのが実情です。

そもそも日本小児歯科学会に加入している歯医者自体が4千人ちょっとしかおらず、認定医、専門医、指導医はその1割強しかいません。そして、その多くは大学などの専門機関に所属していますから、一般の開業医の中から小児歯科専門医を見つけることは非常に困難です。

もちろん、歯医者であれば学生時代に小児歯科の治療法も一とおり学んでいますから、まったく素人というわけではありません。日本小児歯科学会に所属していなくても、子どもの歯科治療に長けている歯医者も存在します。

しかし小児歯科の場合、当然ながら患者が子どもならではの問題や注意点、配慮などが必要となります。また、成長期の患者を扱うわけですから、むし歯の治療のみならず矯正や成長・発育に関する知識も必要となります。このため、同じように小児歯科を標榜している歯科医院であっても、実際の治療の質や取り組み方には非常に大きな差が生じてくることになるのです。

実を言うと、歯医者にとっては子どもの治療はなるべく引き受けたくない治療です。なぜならば、日本の保険診療における診療報酬はただでさえ安い上に、子どもの治療はさらに安く設定されているからです。

その上歯周病関連の治療を架空請求することもできません。大人よりも手間暇がかかる上、利益が薄い治療なのですから、子どもの治療をやりたがらない歯医者がいても不思議ではありません。子どもが治療を嫌がったり、恐れたりして、暴れることを理由に治療を拒否した方が、苦労してなだめて治療するよりも歯科医院の利益になると考える歯医者は少なくないようです。そういう歯医者の存在が、治療困難な子どもを作り上げているとも言えます。そのような状況にもかかわらず小児歯科を掲げているのは、少しでも患者を呼び込みたいからに過ぎなかったりします。子どもを連れてきた親が患者になってくれる可能性もあるわけですから。このような現状の中から、少しでも良い治療を行う歯医者を見つけるために、まずは子どもの治療の特徴について知っておきましょう。

## 小児歯科の治療

近年、少子化に加えて、国民全体の栄養状態の改善や平均寿命の延びとともに、国民の衛生状態が改善したため、特に子どものう蝕罹患率（むし歯になる割合）が低下しているので、昔と比べると子どものむし歯治療の機会は減っています。ただ、そうは言っても、小児歯科治療の需要が無くなったわけではありません。

小児歯科の治療対象は基本的に乳歯ですが、乳歯はいずれ抜け落ちて、永久歯に生え変わるのだから、乳歯の治療は適当で構わないなどということは決してありません。

乳歯は永久歯に生え変わるまで、痛みや違和感を生じることなく、しっかり歯として機能していることが重要です。乳歯が早期に失われてしまうと、永久歯の歯並び・咬み合わせに深刻な問題を引き起こす可能性があります。また、成長期にしっかりと噛めない状態が続けば、あごの成長・発育に悪影響が出る場合もあるのです。

乳歯には、乳歯特有の特徴があります。ですから乳歯の治療の際は、乳歯ならではの特徴をよく理解した上で治療することが大切なのです。

## 乳歯の特徴と正しい治療

乳歯はいずれ永久歯に生え変わるために抜け落ちる歯です。永久歯に生え変わるタイミングが近づくと、乳歯の根（歯根）は徐々に吸収されていきます。自然に抜け落ちた乳歯をよく見てみれば、歯根の部分がすっかり無くなっていることがよくわかります。

乳歯は永久歯よりも小さく、歯冠部分の表面にあるエナメル質もまた、永久歯より薄くなっています。そのため乳歯は永久歯に比べて、むし歯になった時に進行が速いという特徴があります。乳歯はむし歯になってしまうと、歯髄組織まで達する期間が短いため、歯根部の治療が必要になるケースが少なくありません。

しかし、乳歯は永久歯と違い、永久歯に生え変わる時に歯根が吸収され自然脱落するという特徴を持っています。このため、永久歯の歯内療法と同じやり方で治療することはできません。乳歯の場合には、歯根部分の歯髄組織は極力触らない方が良いのです。この点が、歯髄組織が感染したら根尖部分までのすべての歯髄組織を除去するのが原則である永久歯の歯内療法とは、大きく違うところです。

ですから乳歯の場合は、根管部分の歯髄まで炎症が波及する前に、歯冠部分の歯髄のみを除去し、根管部分の歯髄をそのまま残すという、生活歯髄切断という方法がよくとられます。正しい知識と技術を持った歯医者がこの治療を行えば、非常に良好な治療結果を得ることができます。

また、乳歯にはエナメル質が薄い上に水分が多いという特徴があります。このためコンポジットレジンは乳歯には上手く接着できないケースが少なくありません。特に噛む力が強くかかるような臼歯部のコンポジットレジン充填は難しく、実際の臨床においても、コンポジットレジンが臼歯とちゃんと接着できていなかったために、二次う蝕になってしまったケースをよく見かけます。

したがって乳歯の臼歯部の修復は、金属を使ったインレー修復が適しています。しかしインレー修復も、永久歯と比べて小さな乳歯に定着させることは難しく、詰めていたインレー体が取れてしまうことがよくあります。しかしインレー修復であれば、二次う蝕にはなりにくいため、多くの場合、インレー体が取れてしまっても、すぐに歯医者に持って行けば、そのままインレー体を付け直すだけで済みます。

正しい治療のポイント
乳歯のインレーは金属で

## むし歯の進行止め薬を使用する歯医者にはかかるな

子どもの歯科治療の際、歯医者が、

「むし歯の進行止めの薬を塗っておきました」

という場合があります。

進行止めの薬を塗られたところは黒くなるので、この薬を前歯に塗ってしまうと、見た目が非常に悪くなってしまいます。子ども心であっても、見た目の悪い歯を人に見られれば、嫌な思いをするものです。

この、むし歯の進行止めの薬とは、一体何なのでしょうか。そして、その薬は本当にむし歯の進行を止める効果があるのでしょうか。

一般に歯医者がむし歯の進行止めの薬と言った場合、それはサホライドという薬です。この薬の成分は38％フッ化ジアンミン銀溶液であり、歯に塗った場合、銀が沈着して黒くなります。この薬に含まれるフッ素と銀の抗菌作用によって、むし歯の進行を抑制するというものです。

むし歯の進行を抑制する作用がある薬であるならば、治療を嫌がって泣いたり暴れたりする子どもに、こうした薬を使用することは悪いことではないのではないか、と思われるかもしれません。しかし残念ながら、この薬を歯に塗ってもむし歯の進行を抑制することはできません。

サホライドがむし歯の抑制効果を示すためには、まずむし歯になった歯の感染歯質を完全に除去しなければなりません。感染歯質を完全に除去した後にサホライドを塗って、初めてう蝕抑制効果が認められるのです。

しかし、サホライドを塗るようなシチュエーションでは、そもそも普通のむし歯の治療を行うことが困難なためサホライドに頼るのですから、当然感染歯質は除去されていないと考えられます。くり返しますが、サホライドを感染歯質の上に塗布しても、むし歯の進行を抑制することはできません。ですから、サホライドを塗ることに、まったく意味は無いのです。

逆に、普通の治療で感染歯質を完全に除去できるような患者であれば、通常の修復処置を行えば良いのであって、サホライドを塗る必要は無くなります。

このような理由から、欧米ではサホライドのようなフッ化ジアンミン銀を使用することは、ほとんど無くなりました。

日本でも多くの歯医者が、サホライドはむし歯の進行抑制に意味が無いということで、使わなくなってきています。しかし、まだまだ無知で子どもの治療に熱心でない一部の歯医者が、治療をやったフリをするために使用しているので、注意が必要です。

もし、歯医者がむし歯の進行止めの薬を使うと言った時には、この話をしっかりと思い出してください。

正しい治療のポイント

## むし歯の進行止め薬剤は効果が無い

## こんな歯医者は子どもが危険

ほとんどの場合、子どもの口の中や歯に問題が生じた際に、子どもを歯科医院に連れて行くのは親の役目です。しかし、歯科医院であればどこでもいいわけではありません。歯医者によってはとんでもなくひどい治療をする者もいますので、歯の専門家である歯医者なら誰でも安心と考え、子どもを任せてしまうのは、思わぬトラブルの元です。ここでは私が考える、子どもを診せる時に避けた方が良い歯医者の見分け方を紹介します。

### ●親を診療室に入れない

子どもは恐怖心が強く、また感情をコントロールすることが大人より苦手ですから、歯科治療は想像以上に苦痛でありストレスです。でも親がそばにいてくれれば、安心感があり多少は苦痛も和らぎます。

しかし歯医者の中には、子どもの自立心を形成するためなどの理由をつけて、親を診療室に入れたがらない歯医者もいます。このような歯医者は親に見られると困るような治療を行っていることが多いので、避けるべきです。

実際こういった歯医者の中には、治療をしたフリをして、実際には何ら本質的な治療を行わない（むし歯を取らずに上から詰め物を入れるだけなど）歯医者もいます。特に小さい子どもは、親に歯医者での治療をうまく説明することができません。そういう子どもの弱みを利用して、やりたい放題の歯医者もいますから、要注意です。

## ●麻酔をしない

大人だって麻酔無しで歯を削られれば、痛いに決まっています。まして子どもはもっと痛みに敏感なのですから、麻酔無しでむし歯の治療などできるはずもありません。

実は、麻酔をしないで子どもの歯の治療をする歯医者は意外と多いのですが、そのような歯医者は麻酔をしない代わりに、むし歯も取っていないというのが実態です。

むし歯を取らずに上から詰め物や被せ物をしたりすれば、詰め物や被せ物の下で感染歯質が大きく広がっていきます。すると、後々もっとひどい状態になってしまうのです。ですから親はむし歯の治療をする時に、歯医者がきちんと麻酔をするかどうかを、しっかりと確認しなければいけないのです。

そもそも上手な歯医者であれば、子どもにほとんど痛みを感じさせることなく麻酔をかけることができます。麻酔をしたがらない歯医者は、単に技術が無いヤブ医者であることが多いのです。

## ●説明しない

子どもの治療時に親を診療室に入れてくれる歯医者を選ぶべきだということは前述した通りですが、診療室に入れてくれる歯医者であれば誰でも良いというわけではありません。当然ながら、子どもに行う治療について、細かく内容を説明してくれる歯医者ほど信頼できます。親がそばにいるのに何も説明しない歯医者は、きっと説明できない理由があるのでしょうから、やましいことをしているはずです。そんな歯医者は避けましょう。

もちろん、むし歯を取る時にはむし歯を赤く染める、う蝕検知液を使っているかどうか、臼歯部ならコンポジットレジン充填を行わず、インレー修復を行っているかなど、親がよく見てチェックしていただきたいのですが、良心的な歯医者なら、そういう治療行為もまた丁寧に説明してくれるはずです。

## ●泣く子、暴れる子の治療をしない

どんなに歯医者の腕が良くても、やはり子どもにとって歯の治療というものは恐怖を伴うものです。ですから、ほとんどの子どもが治療時に泣いたり、暴れたりするのは当たり前のことと言えます。

しかし、泣いたり暴れたりして治療を嫌がるからといって、治療を止めてしまう歯医者は、子どもに優しい、良い歯医者だと考えるのは間違いです。なぜなら、子どもは泣いたり暴れたりすれば、治療しなくて済むということを学習してしまうからです。

一度そういう学習をした子どもは、次回の治療の時にさらに泣いたり暴れたりするようになります。そうやってどんどん関係性が悪くなり、ちゃんとした治療ができなくなってしまいます。

子どもが泣いたり暴れたりするのは、当たり前なのですから、安易に治療を止めてしまう歯医者よりも、粘り強く、ちゃんと子どもに接してくれる歯医者が良い歯医者なのです。

子どもも、泣こうが暴れようが嫌でも治療されるということを学習すれば、徐々に自分の置かれた状況を理解し、大人しく治療を受けるようになるものです。

大人しく治療が受けられたら、目いっぱい褒めてあげることで、子どもは歯科治療に対する恐怖を克服し、自信を付けていくのです。

正しい治療のポイント

## 子どものために正しい歯科医院を選ぶのは親のツトメ

### 子どもで儲ける歯医者のカラクリ

日本の保険歯科診療の現状では、子どもの歯科治療は大人以上にまともな治療を受けることが難しい状況です。その大きな原因が診療報酬の安さにあるのですが、その他にも子どもならではの窓口負担の問題もあります。

多くの自治体では子育て支援の一環として、医療費助成を行っています。そのため、中学生までの子どもが歯科医院で治療を受けたとしても、実際に親が支払う治療費は無料もしくは、わずかな金額で済むことがほとんどです。

親は自分の懐が痛まない限り、子どもの治療に興味を持たない場合が多く、また治療がひどくても自分の歯が痛むわけではありませんから、歯医者の治療に関心が向きにくくなります。歯医者の中にはこの制度を悪用し、実際にやっていない治療まで架空診療、架空請求する歯医者もいます。これは立派な犯罪行為であり、あってはならないことなのですが、現実にはまかり通っています。

子どもの治療は保険診療で行われる場合がほとんどだと思いますが、少しでも良い歯医者を見つけるためにこれらの知識を役立てていただきたいと思います。

正しい治療のポイント

**治療費が無料であるからこそ、子どもの治療に深い関心を持つこと**

第5章

# 一般歯科医院に絶対に相談してはいけない矯正治療

## 子どもの歯並びが悪くなる理由

自分の子どもに歯並びや咬み合わせの異常（不正咬合《ふせいこうごう》）が見られたら、多くの親は子どものことを思って悲しむと同時に、その後も大変悩み苦しむことでしょう。

というのも、不正咬合を治療するための歯列矯正は通常、保険の利かない治療であり、治療期間が長期にわたるのみならず、治療費が高額となってしまうからです。特に成人矯正にいたっては、治療費が100万円を超えることも珍しくはありません。

不正咬合は自然界の動物では、滅多に見られません。また、原始的な生活を営む先住民族にも、不正咬合は滅多に見られません。しかし、同じ先住民族であっても、西洋人が持ち込んだ近代食を摂るようになった人たちには、生まれてくる子どもたちに高頻度に不正咬合が見られるようになったという報告があります。このことから、不正咬合は遺伝ではなく、親の食生活の問題によって起こることがわかります。

不正咬合の原因が遺伝ではないのなら、予防が可能ということになります。不正咬合が予防できるのなら、不正咬合になってから莫大な治療費をかけて治療するよりも、不正咬合にならないように予防する方が、はるかに効果的で賢い選択でしょう。

不正咬合の原因というのは、両親、特に母親の栄養欠乏が大きな要因となっています。そしてまた、母親の栄養欠乏が子どもに与える影響は、不正咬合だけではありません。ですから子どもの不正咬合を予防するためには、母親が妊娠前から十分な栄養摂取を行うことが何より重要です。

正しい治療のポイント

**不正咬合はならないように予防することが大切**

## 不正咬合の最大の原因は栄養欠乏

生まれたばかりの赤ちゃんに歯はありませんから、不正咬合は、成長や発育の過程で起きる問題です。そしてほとんどの場合、生えてくる歯の大きさや形が不正咬合の原因となるわけではなく、歯が生えるあごの骨（上下顎骨や歯槽骨）の発育不良が不正咬合を引き起こします。

また一般的な不正咬合については、下あごの発育不良ではなく、上あごの発育不良、特に上あごの横幅の発育不良が原因となっていることがほとんどです。

上あごの横幅の成長が足りないことで、上の永久歯の前歯が並ぶスペースが足りなくなり、ガタガタになったり出っ歯になったりするのです。さらに、上あごの横幅の発育不良に加えて、上あごの前方への発育が足りないと、受け口（反対咬合）と呼ばれる、下あごよりも上あごが引っ込んだ状態になってしまいます。

あごの骨の発育不良の主な原因は栄養欠乏です。栄養欠乏によって、成長期に正常な成長・発育が起こらなかったために、不正咬合となるのです。

この場合、栄養欠乏といっても、生まれてから摂取してきた食べものが原因というよりも、母親の妊娠前および妊娠中の栄養欠乏（それと恐らくは父親の栄養状態も）が、生まれてくる子どもの不正咬合と密接に関係しています。

親の栄養欠乏が子どもに不正咬合を起こすメカニズムを理解するため、あごの骨の成長発育について説明していきます。

正しい治療のポイント

## 親の栄養欠乏が子どもの不正咬合の原因となる

## あごの骨の成長の仕組み

人間の赤ちゃんは、一般的に他の哺乳類よりも非常に未熟な状態で生まれてきます。これは、脳が大きくなり過ぎると産道を通れなくなるからと言われています。

ですから赤ちゃんの脳は、出生後に急速に成長します。

一般に、脳は大きさ自体については6歳までに成長を完了すると言われています。また、脳を収めている頭がい骨も、6歳までにその大きさが成人とほぼ同じになります。

頭がい骨とつながっている上あごの骨は、生まれた時は左右に分かれています。上あごの真ん中にある骨の継ぎ目を正中口蓋縫合《せいちゅうこうがいほうごう》と言います。頭がい骨の成長に伴って上あごの骨は左右に離れ、正中口蓋縫合が開き、開いたところに新しい骨ができて上あごの骨は横に成長していきます。

上あごの骨は頭がい骨の成長の影響を受け、6歳までに特に横幅において9割がた成長を完了してしまいます。

ですから、6歳までに上あごの横幅の成長が十分に起こらないと、前歯が乳歯から永久歯に生え変わる時、永久歯が生えるスペースが足りなくなって、きれいに並ぶことができずにガタガタの歯並びになってしまいます。では、上あごの横幅の成長はどのようにして起こるのでしょうか。次に上あごの横幅の成長の仕組みを説明します。

## 上あごの横幅の成長に必要な鉄分

上あごの骨は、出生後の脳(頭がい骨)の成長に伴って急速に成長します。そしてまた、上あごの骨の上部は鼻の空気の通り道でもある鼻腔という部分になっています。ですから上あごの横幅の成長は、脳だけでなく鼻腔の成長とも密接に関係しています。鼻腔は右と左に分かれており、喉の奥の方で左右がつながって一つになっています。鼻腔を左右に分けているのは鼻中隔軟骨《びちゅうかくなんこつ》という軟骨であり、この鼻中隔軟骨の成長が上あごの横幅の成長に関係しているのです。

鼻中隔軟骨が上あごの骨の成長に与える影響を考える時、ある種の犬が良い例となります。ほとんどのテリアやブルドックは、軟骨無形成症の遺伝子を持っています。この遺伝子があると、軟骨が上手く形成されないため、鼻中隔軟骨の形成不全が起こります。そのため上あごの発育が妨げられ、あの独特のくしゃっとした顔立ちになるのです。

軟骨は主にコラーゲン（Ⅱ型コラーゲン）とプロテオグリカンという糖タンパク質からできていて、特にコラーゲンの合成においては20種類のアミノ酸のほかに、ビタミンCや鉄を必要とします。鼻中隔軟骨が形成される時期に必要な栄養素が不足すると、軟骨の形成不全が起こり、正常な鼻中隔軟骨の大きさに成長できなくなります。このように栄養欠乏と鼻中隔軟骨の成長不良とは密接な関係があるのです。

## 妊娠中の鉄分欠乏と軟骨の成長

鼻中隔軟骨の成長において鉄分は特に重要な栄養素です。しかし鉄分は人間にとって吸収が難しく、消化器官が完成している大人でも、食べものに含まれている鉄分のうち体内に取り込むことができるのは30％未満と言われています。そのため、消化管が未発達である6歳までの子どもが、食事から十分な量の鉄分を取り込むことは困難です。

しかし一方で、6歳までに脳は大きさにおいて成長をほぼ完了し、上あごの骨の横幅の成長も9割がた終了します。鼻中隔軟骨は、主に妊娠中に母体からもらってきた鉄分によって作られます。ところがこの時期に十分な鉄分が無いと、鼻中隔軟骨の成長不良が起こり、上あごの横幅が成長不良を起こしてしまいます。

そのため胎児は母親のおなかの中にいる間に、母体からありったけの鉄分をもらって生まれてきます。しかし妊娠時の母体に十分な鉄分が無かった場合には、子どもが鉄分欠乏の状態で生まれてきてしまいます。

そして前述の通り、6歳までの子どもが食事から鉄分を摂取することは、非常に困難ですので、生まれてから不足している鉄分を補うことは事実上不可能なのです。ですから、不正咬合を予防するためには、母親が妊娠前から、自分の栄養について気を配っておく必要があるのです。

鉄分に限らず、女性は妊娠に向けて様々な栄養素を強化する必要がありますが、特に鉄分について言えば、十分な量を貯蔵するためには、食事から普段の必要量以上の鉄を、最低でも6カ月間は摂り続ける必要があります。さらに妊娠前に血液検査で鉄分の貯蔵量を表す検査値である、フェリチンを測っておくと良いでしょう。

正しい治療のポイント

## 生まれてくる子どものためにも積極的に鉄分を摂取

## ガタガタの歯並びは6歳時にチェック

これまで説明してきたように、6歳までに上あごの横幅の成長はほぼ完了します。そして6歳になると、乳歯の前歯が抜け始め、永久歯が生えてきます。

乳歯から永久歯へと、歯の交換が起こるこの時期には、上あごの横幅が広がることで乳歯の前歯の間に隙間が見られるようになります。これを発育空隙《くうげき》と呼び、正常な発育では6歳ごろになると乳歯の前歯はかなりの空きっ歯状態になります。

ところがこの時期に上あごの横幅の成長が十分でないと、乳歯よりも大きい永久歯の生えるスペースが不足し、ガタガタの歯並び（叢生《そうせい》・乱杭歯《らんぐいば》）の状態になってしまいます。日本人には特にこの前歯のガタガタが多く見られます。たとえ前歯4本が並んだとしても、その横の犬歯が生えてくる隙間が不足すると、犬歯が外に飛び出た状態で生えてくることもあります。これが一般的に八重歯と呼ばれる状態です。これらはどちらも上あごの横幅の成長不足によって起こります。

上あごの横幅の成長は6歳でほぼ終わりますから、6歳の段階で前歯の状態をチェックすべきです。永久歯に生え変わる直前の乳歯の状態で歯と歯の間に隙間がまったく見られない場合、確実に永久歯が生えてくるとガタガタの歯並びになったり、出っ歯になったりします。そして永久歯がガタガタに生えてきたら、その歯が自然に整然と並ぶようになることはありません。

ちなみに下の前歯がガタガタになるのは、下の歯並び（下顎歯列）は、上の歯並び（上顎歯列）が外側から包み込むように咬み合っているため、上顎歯列が狭くなると下顎歯列も狭くなり、下の前歯の並ぶスペースが不足することによって起こります。ですから通常、下の歯並びの不正配列は、下あごの横幅の骨格的な成長不良が原因ではありません。

このように、上の前歯のガタガタも、下の前歯のガタガタも、共に上あごの横幅の成長が不足するために起こってくるのです。

正しい治療のポイント

## ガタガタの歯並びは、上あごの成長不足が原因

## 発育空隙が起きている様子

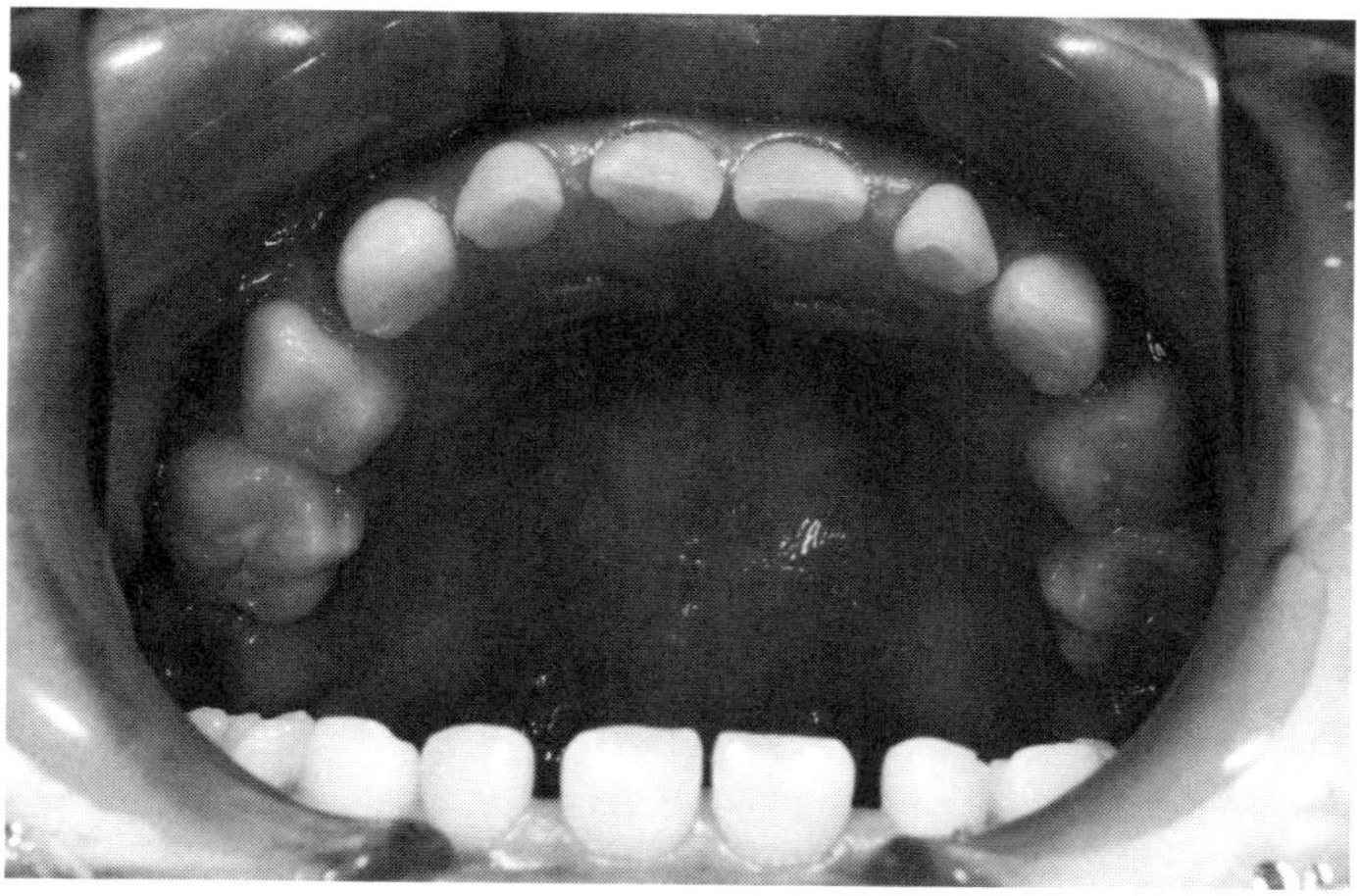

## 出っ歯の原因

俗に言う出っ歯というのは、前歯が口から飛び出している状態のことを指します。通常出っ歯というのは単に歯が前方に傾いて生えているというだけでなく、上あごの骨と下あごの骨の前後的な成長の不調和によって起こります。

上の歯が前に出ていることから、上あごが下あごよりも前にあるようなイメージを持たれがちですが、実際は上あごの成長が過大というよりは、むしろ上あごの前方成長が不良である場合がほとんどです。

矯正治療を行う際には、骨格の大きさや成長方向を診査するために、頭部X線規格写真というレントゲンを撮影します。

そうすると、大半の出っ歯の人は、上あごの前方成長の過大ではなく、下あごの前方の成長不良、すなわち下あごが引っ込んでいる上顎前突の状態にあることがわかります。また、出っ歯の患者の多くには、上あごの横幅の成長不良も、見られます。

一般的に骨格的な問題によって出っ歯になる人は、前歯がガタガタの人ほど頻繁には見られません。しかし、骨格的な不正咬合が起こってくるということは、それだけ栄養欠乏

## 出っ歯の患者の症例写真

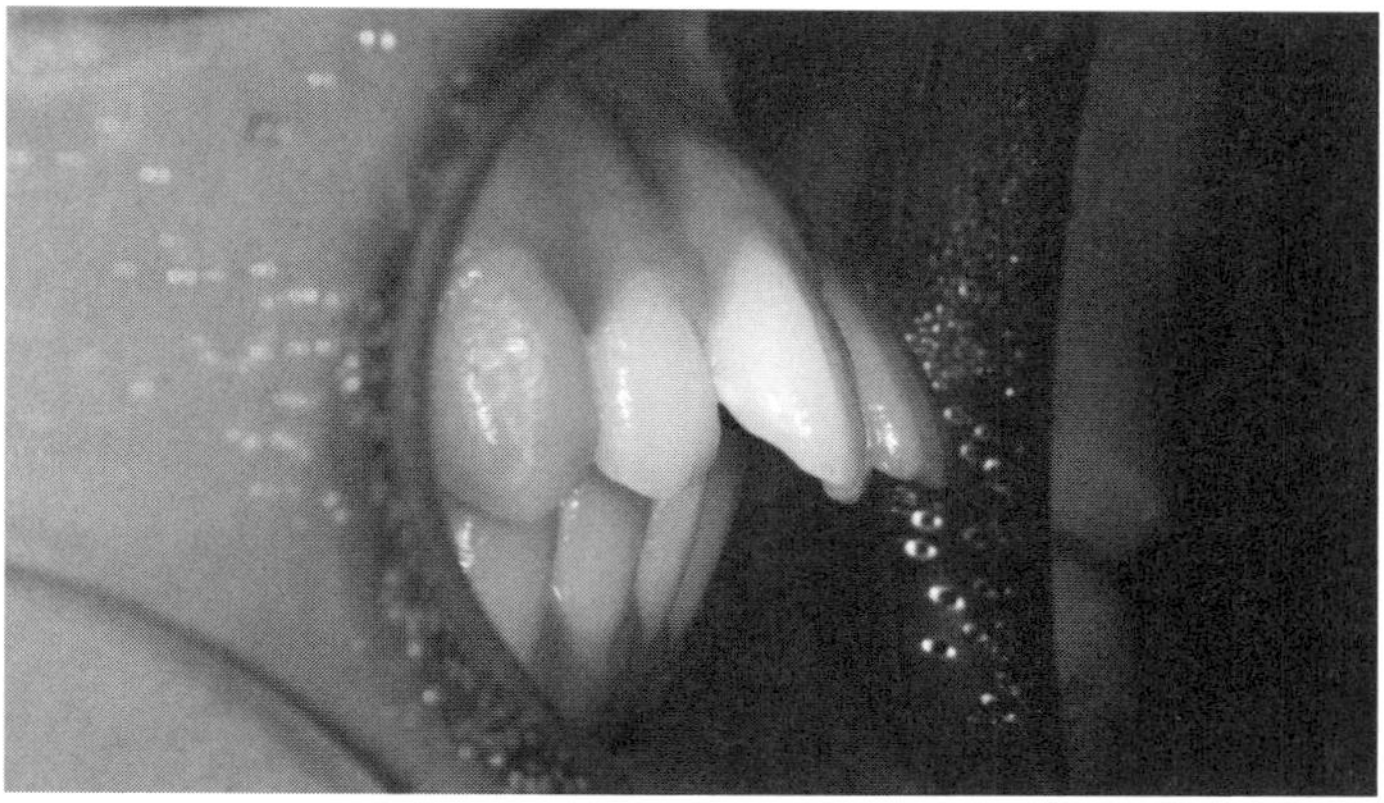

出っ歯を横から見たところ

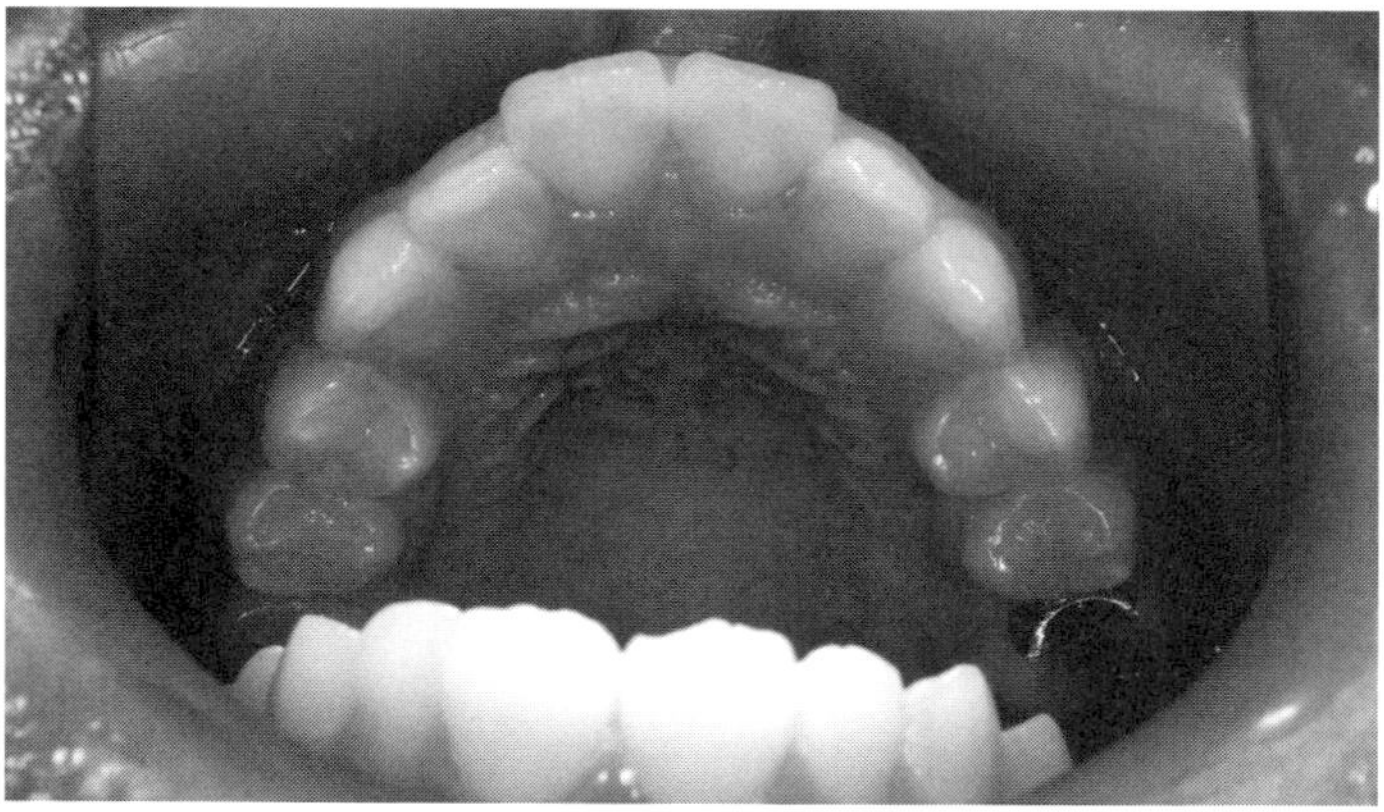

上あご（写真の上側）が狭くなっていることがわかる

が重度であるということです。このため、骨格性の不正咬合は非常に治療が難しく、治療後も安定しづらいことが少なくありません。

骨格性の上あごと下あごの前後的な不調和は、幼いうちはあまりはっきりとは認められません。しかし思春期成長とともに顕著になっていきます。これは妊娠中の母体の栄養状態に加え、出生後の食生活の影響が大きく関係していると考えられます。このような状態の子どもは、不正咬合以外にも様々な身体の成長不良や発育異常を伴っている場合が多く、子どもの健全な成長発育における栄養摂取の重要性を感じずにはいられません。

## 受け口の原因

出っ歯とは反対に、受け口というと、下あごが前に突き出ているイメージから、受け口は下あごが前方に過成長、すなわち伸び過ぎることで起こるようなイメージを持つかもしれません。そのためか、受け口の治療は、伝統的に成長期に下あごが前に伸びないように、あごの成長を抑える治療（チンキャップ）が主流でした。

しかし、頭部X線規格写真での研究や、成長発育の研究から、骨格性の受け口の主な原因は下あごの過成長ではなく、上あごの劣成長、すなわち上あごの前下方への成長不良によって起こることが判明しました。

上あごと比べて、下あごの成長は正常であることが多く、この成長の差が骨格的なずれに現れているのです。ですから現在では受け口の治療にチンキャップは効果的ではないとされ、使われなくなりました。

ここまで説明してきたように、前歯がガタガタになるのも、出っ歯も、受け口も、その不正咬合発症はすべて上あごの成長不良が原因なのです。そして上あごの成長不良と鼻中隔軟骨の成長不良は密接な関係があります。このことを理解することが、不正咬合の正しい予防法や治療法を理解するためには、必要なことなのです。

## 子どもの矯正で重要なのは成長期の成長誘導

不正咬合が成長期の上あごの骨の発育不良によって起こるならば、成長がまだ残っている時期に、不足している成長を引き出すような治療をすれば良いということになります。

この考え方に基づいて行われるのが、成長誘導という治療法です。これは骨格の成長を誘導することによって、将来起こり得る不正咬合を予防しようという方法なので、予防矯正と呼ばれることもあります。

上あごの横幅の成長は6歳までに9割がた成長が終了しますから、6歳時点で上あごの横幅が狭い場合、将来確実に前歯がガタガタになります。これを避けるには、6歳時点で上あごの成長が問題ないかを診査し、もし横幅の成長に問題があるならば、速やかに上あごの横幅の成長を引き出す治療を行わなければなりません。

同様に、骨格性の不正咬合である出っ歯や受け口などについても、上あごの横幅の成長不良の早期発見・早期治療が、予防のためには重要になってきます。

骨格の成長・発育の問題が治療されないまま放置されると、問題はより複雑になってしまいます。そして成長が終わってから矯正治療を行おうとしても、できることは非常に限られ、また結果も限定されたものとなってしまいます。ですから、骨格の成長不良によって引き起こされる疾患を予防するためには、早期発見・早期治療が重要なのです。

もちろんそれに加えて健全な成長発育を得るために必要な、栄養豊富な食事の摂取や、身体の成長発育に悪影響を与える糖質の過剰摂取を避けることなど、全身の栄養改善に努める必要があります。口の中の問題は、全身的な問題の一症状でしかありません。ですか

下の前歯が上の前歯より前に出ている受け口

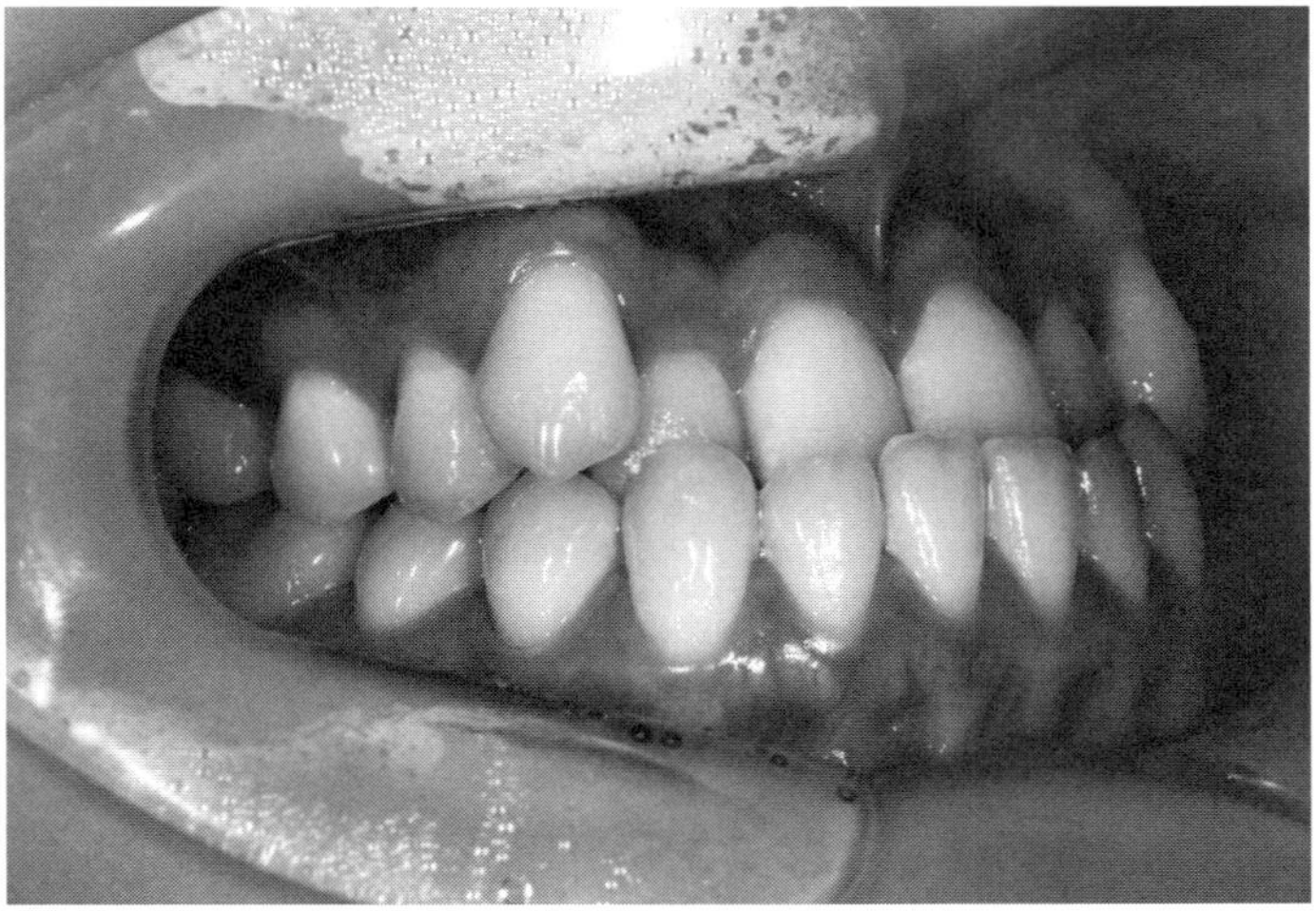

ら矯正治療さえ行えば大丈夫と考えてはいけないのです。

予防矯正を始めるタイミングは、6歳くらいが最適です。ちょうど小学校に上がるくらいの頃に矯正的な問題の検診を行い、上あごの横幅の成長不足が見られた場合、成長誘導の治療を開始すべきです。

この時期の成長誘導としては、上あごの側方の成長を引き出す治療、いわゆる上あごの側方拡大を行います。上あごの側方拡大を行う矯正装置というのは、年齢や状態によって様々な装置がありますが、いずれも上あごの骨格的な側方方向の成長を引き出すための装置となっています。早期のタイミングであれば、取り扱いが簡単な取り外しできるタイプの床装置がお勧めです。

もう少し年齢が進んだタイミングの場合、口の中の歯に固定する装置を用いることになりますが、いずれの処置も、上あごの側方方向の成長を引き出し、正常な骨格の大きさへと誘導してあげることで、永久歯が生えてくるためのスペースを作っていきます。

上あごの側方拡大処置は、年齢が進むにつれて装置もより複雑なものを使用することになりますし、治療期間も長くなります。また、成長誘導は、成長のポテンシャルが残っているうちでなければ行えません。

ですから成長・発育の問題を早期に見つけ出し、適切に対応することで将来に起こり得る重篤な不正咬合の問題を回避するべきなのです。

そのためには成長誘導の正しい知識を持った歯医者に、適切な矯正診査をしてもらう必要があるのです。もちろんそれにも増して重要なのは、妊娠前からの不正咬合予防であることは、言うまでもありません。

正しい治療のポイント

子どもに矯正が必要かどうかは6歳時にチェック

## 矯正診断できない一般の歯医者

多くの人が犯してしまう誤りとして、一般の歯科治療を行っている歯医者に、子どもの歯並びの相談をしてしまうことがあります

ところが一般の歯科治療を行っている歯医者は、矯正治療の知識や治療経験が無いのが普通です。そのため多くの歯医者はこのような相談をされると、

「永久歯が生え揃うまでとりあえず様子を見ましょう」

と言うことでしょう。しかし永久歯がすべて生え揃うのは通常12歳頃であり、この年齢まで待ってしまうと成長誘導を始めるのに最適な年齢を大幅に過ぎてしまいます。

前述した通り、成長発育の問題に治療介入する最適な年齢は6歳です。介入が遅れれば遅れるほど、成長の問題はより進行し、治療も複雑化してしまいます。永久歯が生え揃うのは大体12歳くらい、小学校の6年生から中学1年生頃なのですが、もうこの年齢になると、成長のポテンシャルはほとんど無くなってしまいます。男の子であれば15歳頃、女の子であれば13歳頃までは、残っている成長のポテンシャルを利用することは可能ではありますが、やはり成長誘導は早ければ早いに越したことはありません。

成長誘導のタイミングが早ければ、簡単な矯正装置で正常な成長発育に誘導することが可能ですし、成長誘導が上手くいけば、その後の歯列矯正が不要になる場合もあります。しかし、適切なタイミングで成長誘導を行わず、永久歯列の完成まで待ってしまうと、すべての歯に矯正用ブラケットを付けて行う、いわゆる本格矯正が必要となってしまいます。本格矯正は成長誘導よりもはるかに複雑で治療期間も長く、治療費が高額です。

ただし、矯正専門医の中には、あまり儲けにつながらない成長誘導を嫌がり、わざと本

## 拡大装置治療の症例写真

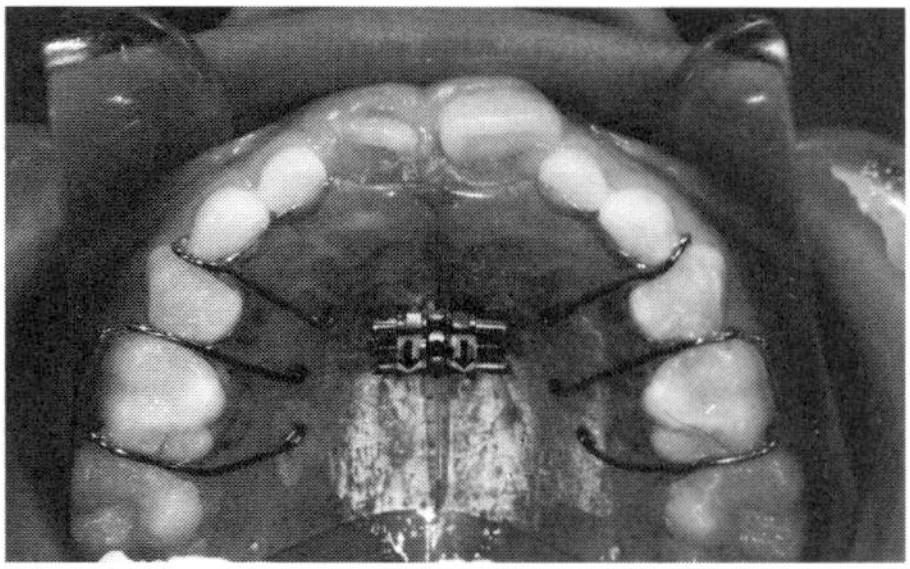

取り外し可能な
拡大装置

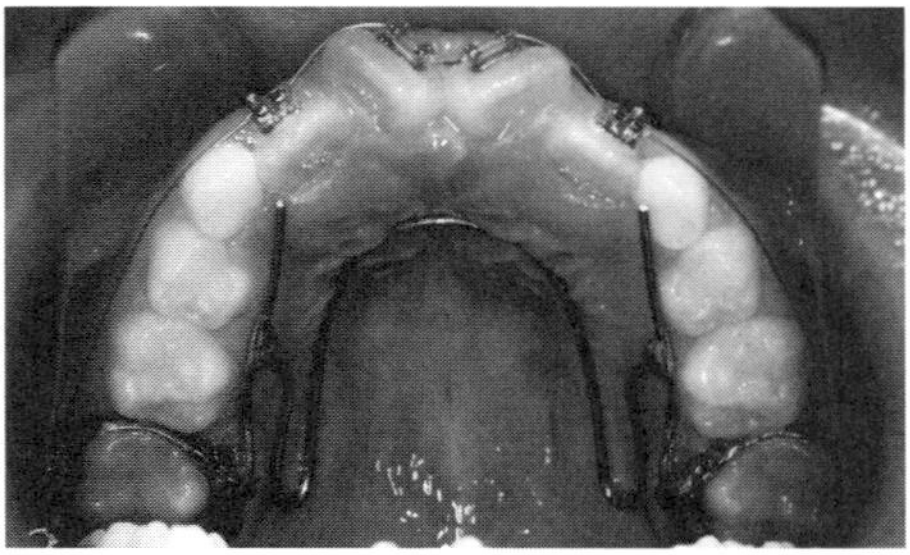

固定式の拡大装置

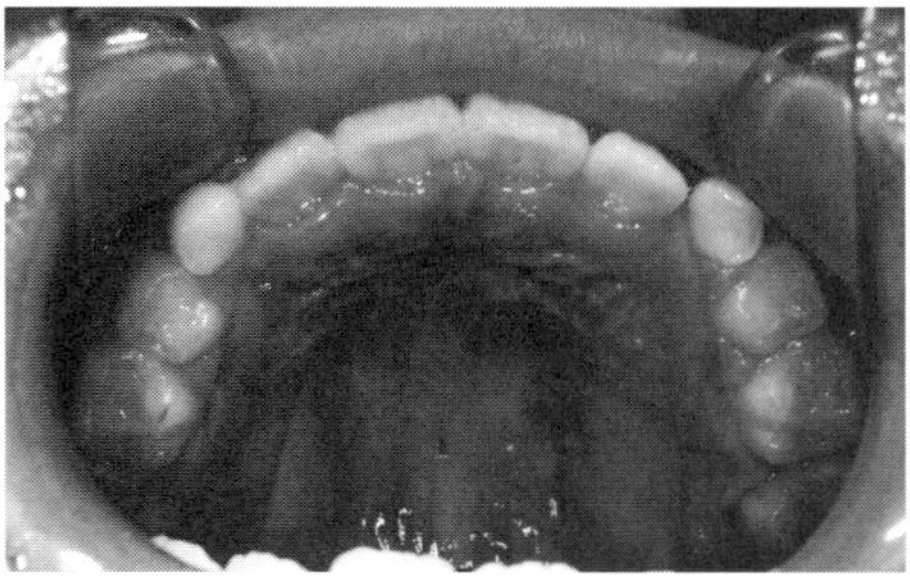

固定式の拡大装置に
よる拡大後の状態

格矯正に持っていこうとして意図的に治療のタイミングを遅らせる者もいます。矯正専門医でも小児の成長誘導に熱心でない場合には、セカンドオピニオンを求めることをお勧めします。

正しい治療のポイント

子どもの矯正治療を決める場合にはセカンドオピニオンを

## 出っ歯や受け口の治療のタイミング

出っ歯や受け口の成長誘導は、上あごの拡大治療よりもタイミングが後になります。なぜならば、上あごや下あごの前後的な成長のスパート（もっとも成長が大きくなる時期）に合わせる必要があるからです。

出っ歯の治療のタイミングは、基本的に9～10歳頃が最も適しているとされています。この時期に上あごの前方の成長を抑えつつ、下あごの前方成長を促す治療を行うことによって、上あごと下あごの前後的な骨格のずれを整えていくのです。

この時期によく用いられる成長誘導のための装置に、フェイスボータイプのヘッドギアがあります。通常は2年ほど用いて、骨格の成長の不調和を整えていきます。

一方、受け口の成長誘導のタイミングはもっと早く、だいたい8～9歳頃が最適とされています。通常下あごの成長が大き過ぎることが受け口の原因ではないため、チンキャップは使いません。上あごの前下方の成長不足が受け口の主な原因なので、上あごの前下方の成長を引き出す治療を行います。

受け口の成長誘導に使われる装置は、上顎前方牽引装置（MPA）といって、フェイスマスク型のフレームから、上あごに取り付けた固定装置のフックにゴムを引っ掛け、フレームを介して上あごを前方に引くことによって、上あごの前下方の成長を誘導します。

上顎前方牽引装置は通常一年間だけ使います。それ以上継続しても、骨格的な成長誘導の効果は得られず、歯列だけが前方に移動してしまいます。いずれにせよ、適切な治療装置と治療のタイミング、正しい装置の管理法は矯正歯科専門医の指示に従うようにしてください。

## 本格矯正とは

歯列矯正というと皆さんが真っ先に思い描くのは、すべての歯の表面に矯正用のブラケットを接着し、アーチワイヤーを合わせることで歯並び・咬み合わせを整えていく治療だと思います。このようにブラケットとワイヤーを連結させて歯列を矯正する仕組みをマルチブラケット装置と言いますが、いわゆる本格矯正とはこれを指します。

矯正治療は非常に高度で特殊な技術を必要とするため、日本で適切な矯正治療ができる歯医者は限られています。この矯正治療に精通している歯医者を矯正専門医といい、一般の歯医者とは区別しています。

この矯正治療を端的に説明すると、あごの骨の中で歯の位置を強制的に変化させる治療法ということになります。あごの骨の成長誘導を行う装置ではありませんので、この装置であごの骨の大きさが変化することはありません。

そのため、あごの骨の成長不良が原因で、すべての永久歯がきれいに並ぶことができる十分なあごの骨の大きさがないために歯並びがガタガタになったり、出っ歯になったりしている場合、歯並びをきれいに整えるためには、あごの骨の大きさの中で並べられるだけ

上顎
前方牽引装置

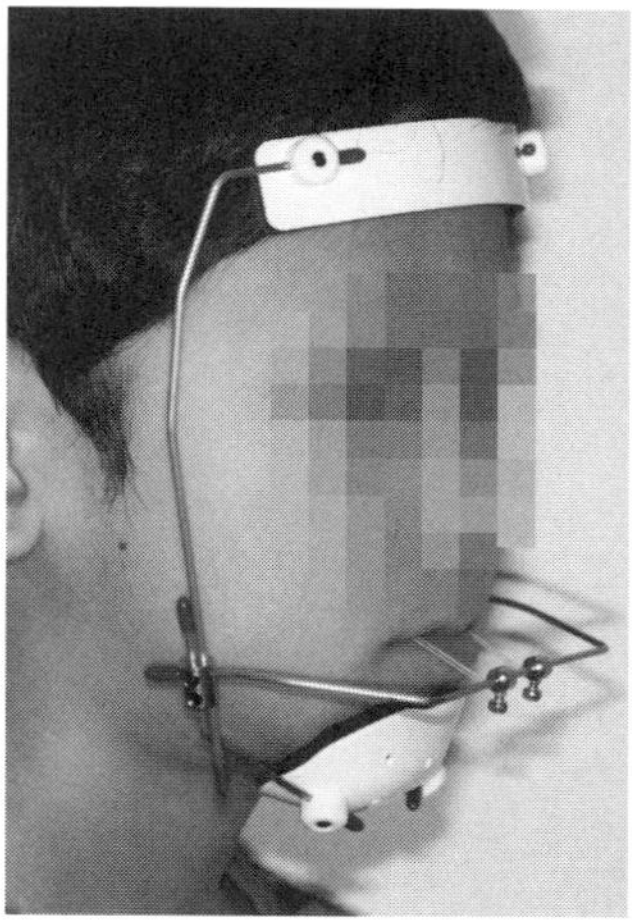

フェイスボータイプの
ヘッドギア

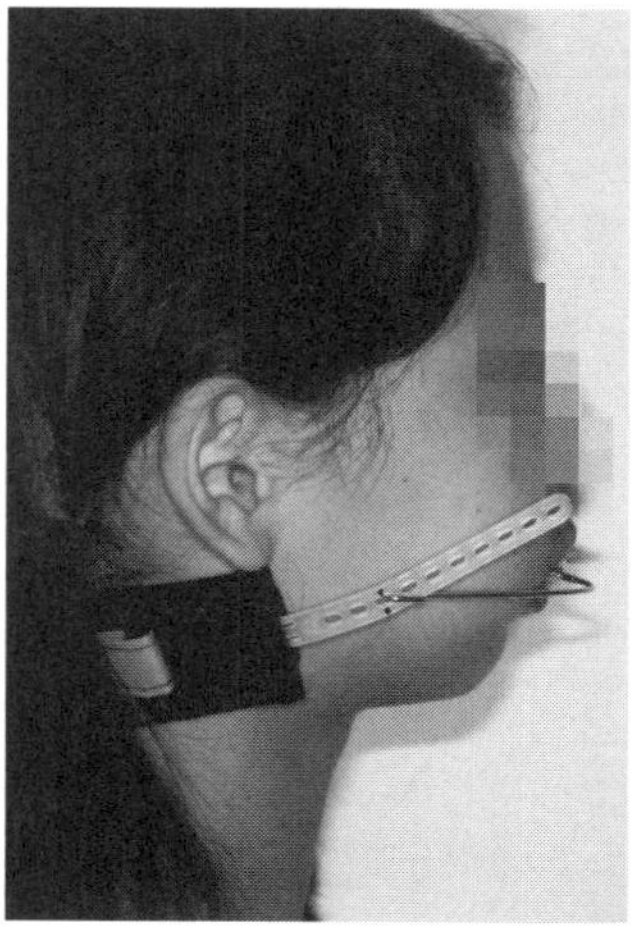

の永久歯の歯の本数にするために、歯を間引かねばなりません。これが一般的にいう、抜歯治療です。

矯正専門医だってむし歯でも歯周病でもない健全な歯を抜くことはしたくありません。しかし、成長期に成長誘導が適切に行われず、成長不良のまま成長が終了してしまうと、矯正治療を行うための抜歯は避けられなくなります。こうした点からも、正しいタイミングで矯正診査を行い、問題があれば成長誘導を行うことの大切さをわかっていただけるのではないでしょうか。

本格矯正は専門のトレーニングを受けた歯医者しか、適切に扱うことはできません。専門のトレーニングを受けているかどうかを知る目安として、日本矯正歯科学会に加入しているか、学会が認定している矯正専門医かをチェックすることが最低限必要です。

日本の歯医者数は約10万人に対し、日本矯正歯科学会会員は約6千人、矯正専門のトレーニングを受けている歯医者が約3千人、日本矯正歯科学会の認定する矯正専門医(認定医、指導医、専門医合わせて)は約450人となっています(二〇一三年現在)。

矯正治療を適切に行うことのできる矯正専門医は、基本的に矯正専門の歯科医院で治療を行っています。これに対し、一般の歯科医院で矯正治療を行っている歯医者は、そのほ

一般的なマルチブラケット歯列矯正装置

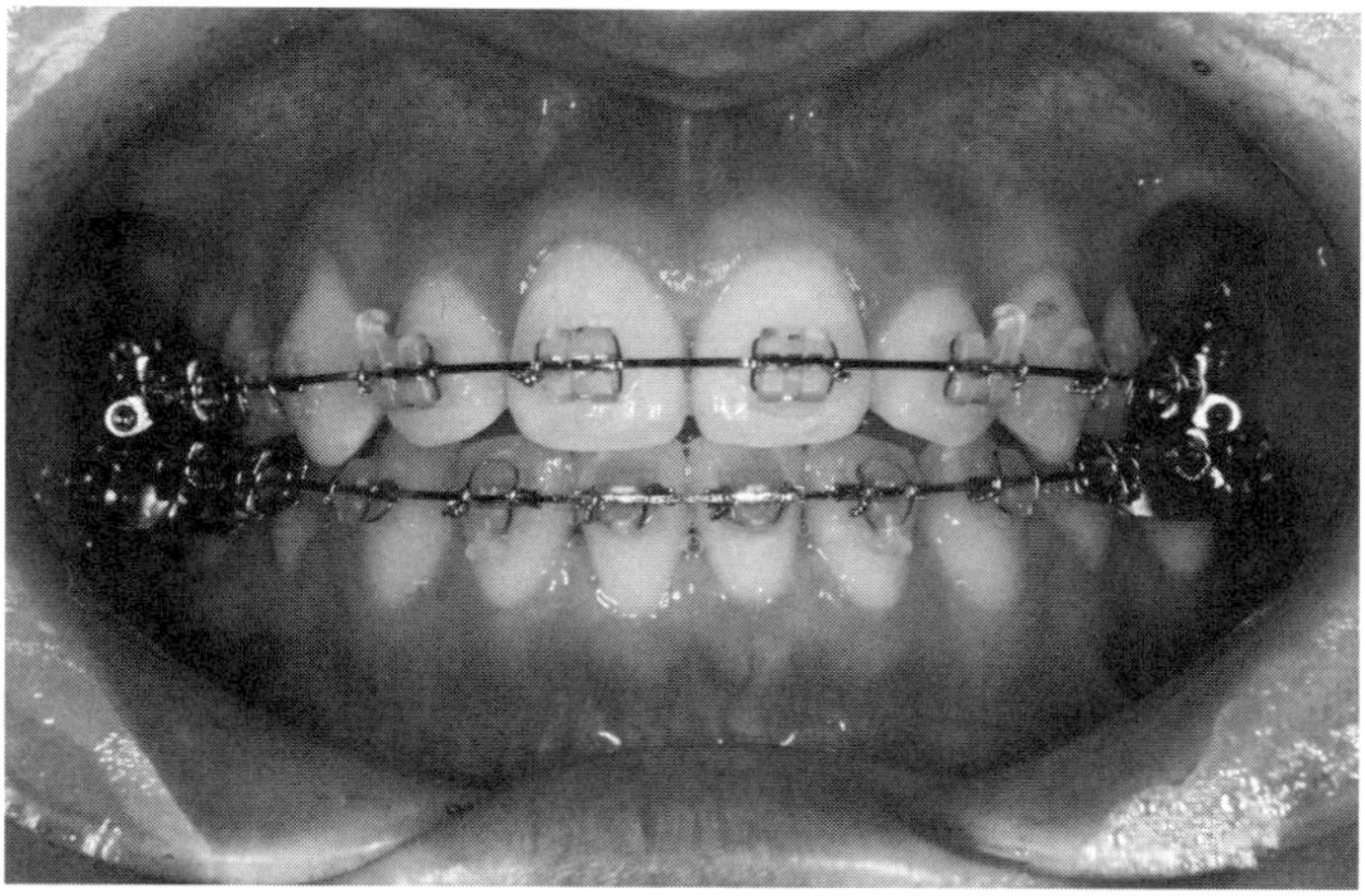

とんどが矯正専門医ではありません。歯科医院によっては、非常勤で矯正専門医を雇って矯正治療を担当させているところもありますが、非常勤では技術力に不安がありますし、何かトラブルが起こった時の急患対応にも問題があります。費用や期間がかかる矯正治療は、やはり信頼できるところをしっかりと選ぶべきです。矯正治療の相談や治療は、矯正専門医で行うようにした方がいいでしょう。

**正しい治療のポイント**

**矯正治療は**
**矯正専門医に相談すること**

## いいかげんな矯正治療がはびこる理由

矯正治療に関するトラブルで最も多いのが、一般の歯科医院で受けた矯正治療に関するトラブルです。矯正治療は保険適応外の治療ですから、通常の矯正専門歯科は保険診療歯科医院ではありません。

ただし、唇顎口蓋裂《しんがくこうがいれつ》や顎変形症の矯正治療は保険で認められている治療なので、これらの疾患の矯正治療を行う矯正歯科医院は、保険診療歯科医院である場合があります。

前述したように、一般的な歯科医院では十分な矯正治療が受けられないどころか、矯正についての相談すらまともにできませんから、矯正治療に関しては、しかるべき矯正専門歯科にかかることを勧めます。

しかしながら、近年一般診療を行う保険診療歯科医院においても、矯正治療を行っているところが増えてきています。

矯正歯科を標榜する歯科医院は全国になんと約2万7千軒もあるそうです。全国の歯科医院数は約6万8千軒ですから、およそ4割の歯科医院が矯正歯科を標榜していることになります。

矯正専門医は500人に満たない数なのに、これは一体どういうことでしょう？

この背景には、日本の歯科医療の窮状があります。日本の歯科の保険診療における診療報酬は、先に説明した通り先進国の中では非常に低く設定されています。

このため多くの一般歯科医院では経営が苦しく、特に競争の激しい首都圏の歯科医院では、同世代の一般的なサラリーマンの平均年収を下回る収入しかない歯医者も珍しくありません。このため多くの一般歯科医院では、保険外の治療を増やそうと躍起です。

矯正治療は一部を除いて保険の利かない治療です。そのため治療費も一般的に高額であり、しかもインプラント治療や差し歯の治療よりも、装置代が安くて済み、利ザヤの大きい治療です。ですから多くの歯医者にとって、矯正治療は実においしい存在なのです。

かつては一般歯科医院では、矯正治療が必要な患者は、近隣の矯正専門医に紹介していました。矯正専門医は近隣の一般歯科医からの紹介患者が主な新患の供給源だったのです。

しかし、一般歯科医院の経営環境が悪化していく中で、手っ取り早くお金を稼ぐことができる矯正治療は、一般の歯医者にとってものすごく魅力的に映るようになりました。

たとえ治療技術が無くても、その結果がわかるのは何年も先のこと。治療費は先払いが普通ですから、お金に困った一般歯科医院が矯正患者を紹介せず、自分のところに取り込むようになったのも当然の成り行きと言えます。

一般歯科医院が矯正を行うパターンには、主に二つあります。

一つめのパターンは、一般歯科を行っていた院長が、矯正治療を手掛けるようになるパターンです。しかし、矯正治療は非常に高度で専門的な治療であり、その習得には歯科大学の矯正科など専門の教育機関で何年も研修を積まなくてはなりません。一般歯科の開業医が講習会にちょっと参加したくらいでできるようになる治療ではありません。

このパターンの矯正治療では本格矯正まで手掛ける歯医者はまれで、通常小児の成長誘導や、シロウトでも簡単に始められるとセミナーでうたっているマウスピース矯正がメインとなっています。しかし、本格矯正でなくとも、成長発育のパターンや適切な治療介入には、当然高度な知識や技術が必要となりますから、簡単に手掛けられるようなものではありません。最近は、マウスピース矯正が一種の流行のようになっているようですが、まともな矯正専門医は、こんないい加減な矯正治療を行ったりはしません。

本格矯正の治療技術を持たない歯医者がマウスピース矯正を行い、咬み合わせが崩れてしまっても、フォローする手段を持たないために、そのまま放置されているケースをよく見かけます。歯医者としては、患者があきらめて泣き寝入りするのを待っているのでしょう。このようなケースであっても、日本では訴訟まで発展するケースはまれであり、このことがまた、歯医者のやりたい放題を助長する原因ともなっています。

二つめのパターンとして、非常勤の矯正専門医を週に一日とか、月に数回来てもらって、矯正治療を担当させるというやり方があります。

矯正専門医が来ているのだから、まともな矯正治療が受けられると思ったら大間違いです。そもそも、まともな技術や経験を持った矯正専門医ならば、アルバイト(こういう場合、大抵アルバイトで雇っています）をすることはありません。中には大学の矯正科所属のドクターがアルバイトで来ている場合もありますが、大学は基本的に研究機関であり、大学病院のドクターは矯正専門の開業医に比べ、臨床経験が浅く、技術的に劣る大学院生などが担当している場合が多いですから、安易に信用すべきではありません。

基本的に、口の中に装置を付けたままにする固定式の矯正装置は、部分的に装置が外れたり、装置が唇や頰の粘膜に刺さったりといった、急を要する事態が起こることがあり得ます。こうしたトラブルが起こった場合、開業している矯正専門医であれば、基本的に予約をしていなくても対応してもらえるはずです。これが例えば週に一日だけ矯正の専門医が来るというような歯科医院では、もし矯正治療を行った次の日に装置が外れたり頰に刺さったりしても、次の週の矯正日まで待たなければなりません。というのも、矯正専門医をアルバイトで雇っている歯科医院の院長は、矯正治療がまったくわからないからです。

このようにアフターケアが万全ではない治療では、患者も安心できません。その上に治療技術も劣るのなら、たとえ料金的に多少安かったとしても、それを補って余りあるデメリットしかないのですから、矯正治療を受けるべきでないことがおわかりいただけると思います。

## 歯医者向けのマウスピース矯正セミナーのダイレクトメール

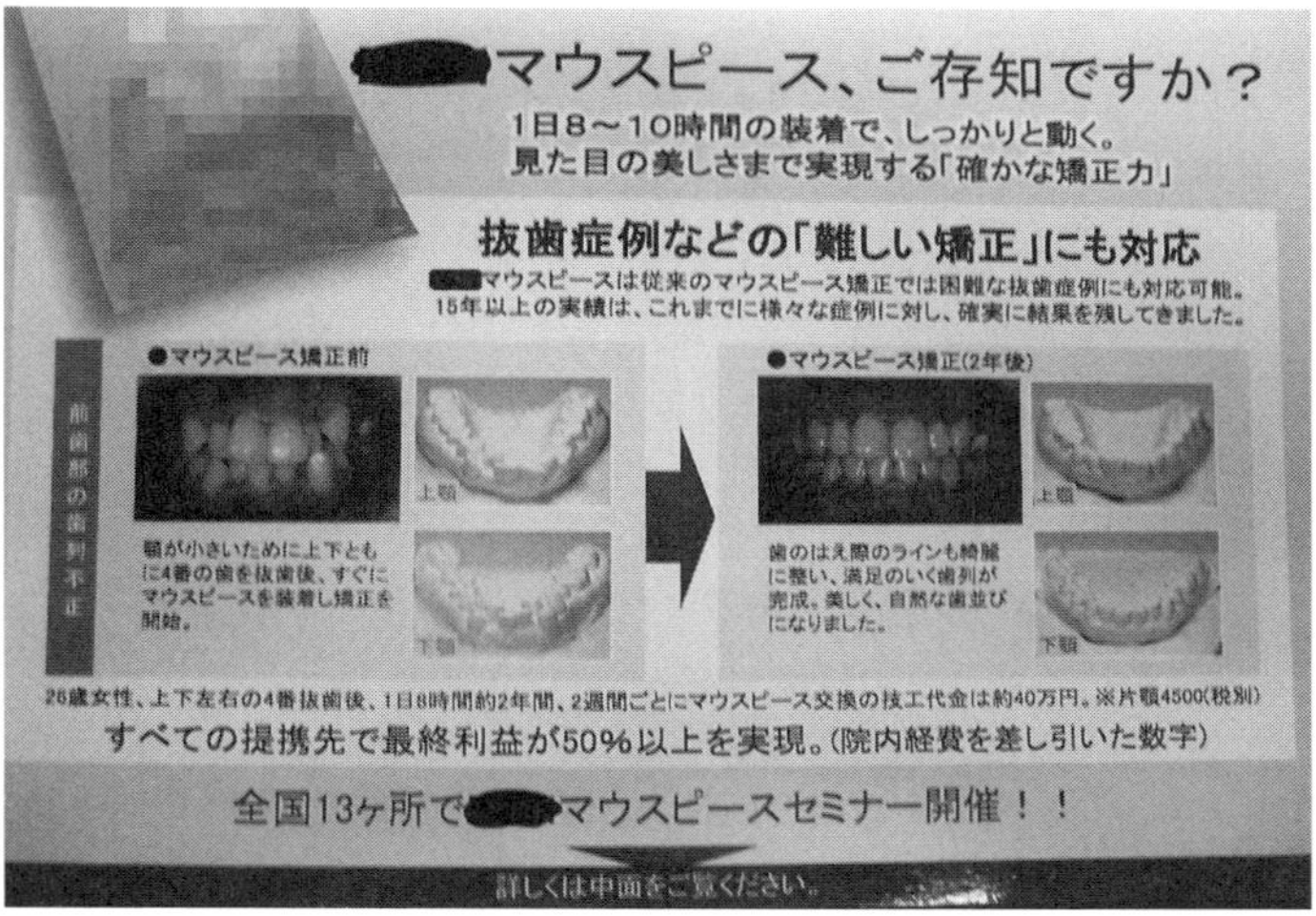

そもそも私も一開業医として、歯科医院を経営する者は、そこに通うすべての患者の治療に責任を持つべきだと考えています。自分が管理できない、責任を持てない治療を自分の歯科医院で行うなんて、しかもアルバイトに丸投げするなんて、院長としてあるまじき行為であり、そのような人間は歯科医院を経営する資格が無いと私は思います。

歯科医療機関であれば、特に矯正治療の訓練を受けた者でなくても、誰でも自由に矯正歯科を標榜することができます。だから今日、これだけの数の矯正歯科を標榜する歯科医院が存在するのです。しかし、一般歯科医院での矯正治療の現状は先に述べた通りですから、勧められるがままに矯正治療を受けると、後悔する羽目になりかねません。もし自分のかかりつけの歯医者に矯正治療を勧められたら、すぐに矯正治療を受けることを決めずに、矯正専門医でしっかりと診てもらうようにしましょう。

正しい治療のポイント

## 矯正は常駐の専門医がいる歯科医院で受ける

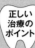

第6章

# インプラントは最良にして最悪の治療法

# インプラントとは

近年登場した歯科治療技術の中でも、とりわけ画期的な治療法として真っ先に挙げられるのが、このインプラント治療でしょう。

インプラントとは、主にチタンでできたネジのような形の人工歯根をあごの骨に埋め込み、失われた歯の代わりに機能させるという治療法です。

あごの骨に人工物を埋め込んで失われた歯の代わりにするという方法そのものは、非常に古くから存在していました。

しかし現在用いられているようなネジ式（スクリュータイプ）のチタンインプラントは、一九六〇年代初頭のイエテボリ大学のブローネマルク教授が開発したインプラントに始まります。

ブローネマルクタイプのインプラントは新しい技術であるにもかかわらず、比較的簡単な術式で革新的な機能回復が得られるため、あっという間に世界中に広まりました。失われた咀嚼《そしゃく》機能（噛む機能）を回復させる、現在最も優れた治療法が、このインプラント治療です。

## インプラントの構造

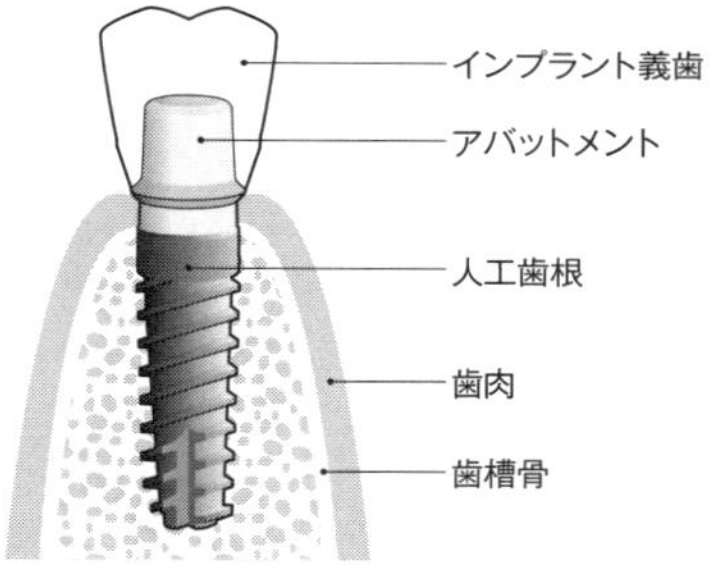


## インプラントの流れ

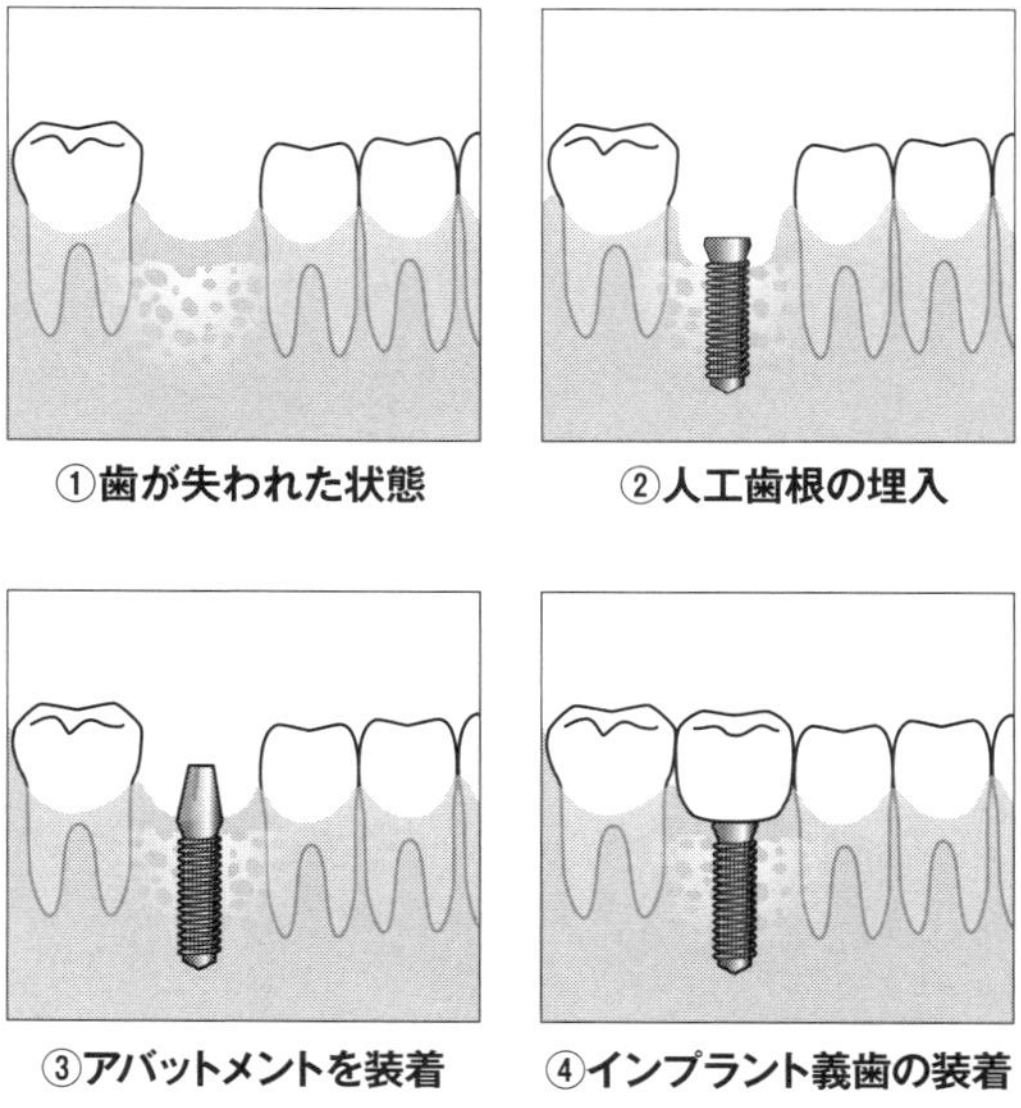

## 矯正治療をともなうインプラント治療の流れ

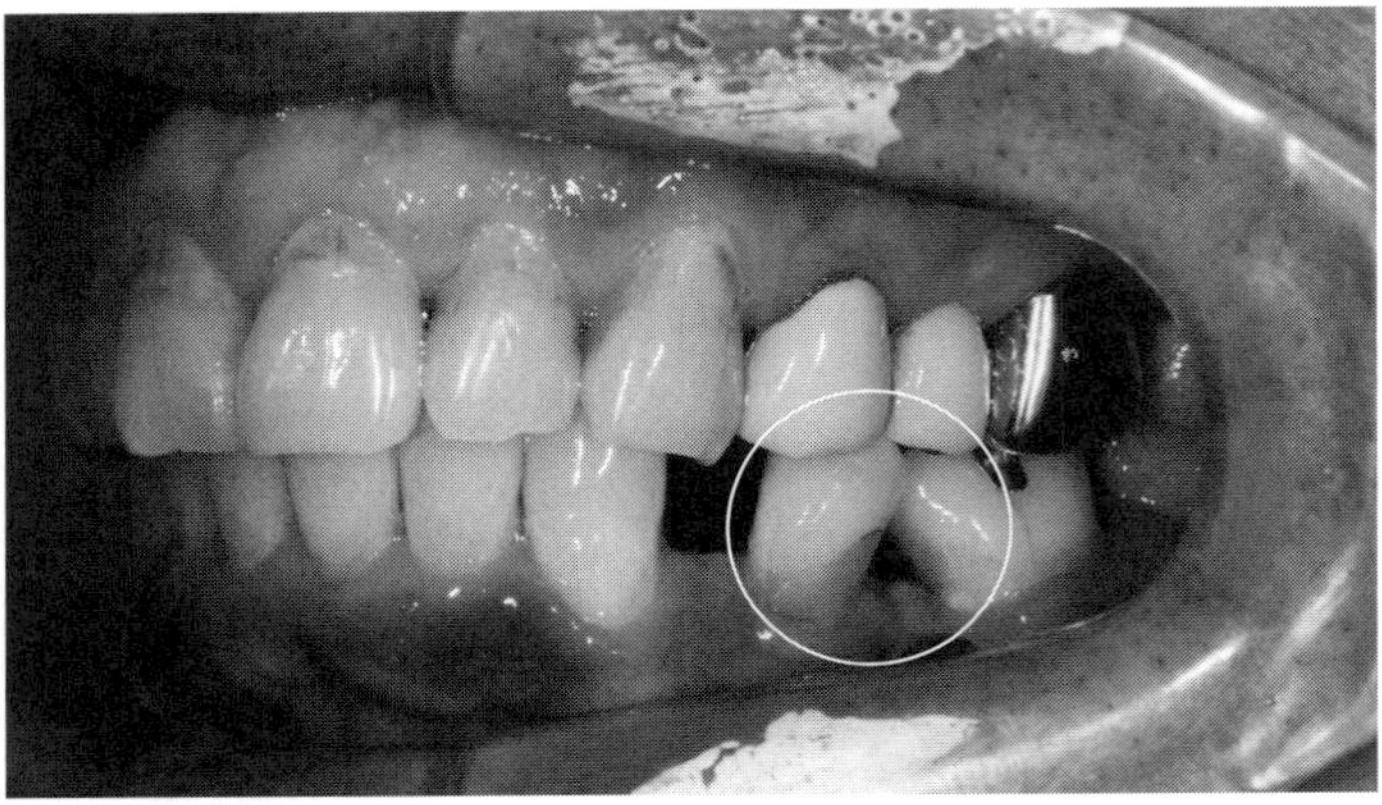

❶第一小臼歯が後ろに倒れている

↓

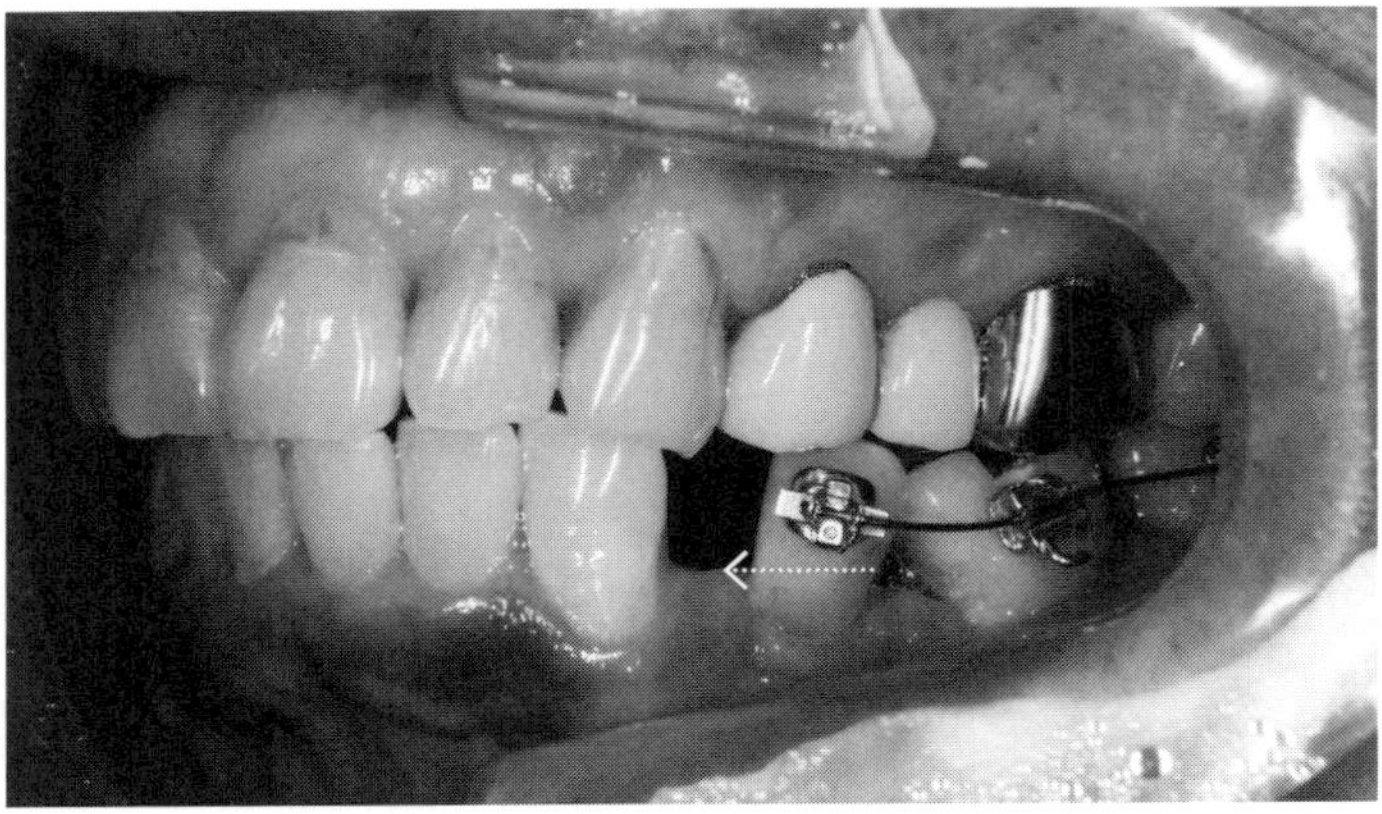

❷倒れている歯を元の位置に戻すための矯正装置

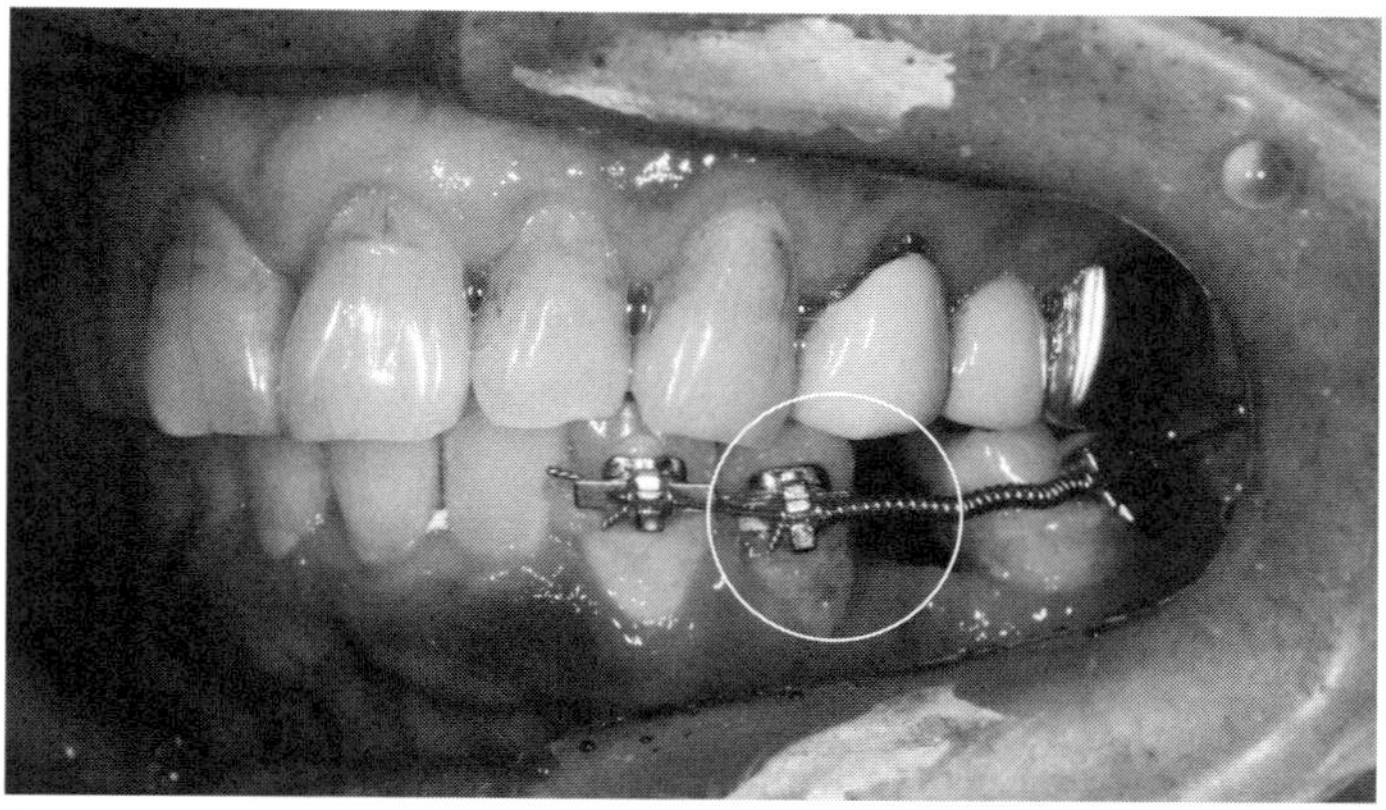

❸矯正治療により歯が元の位置に戻っている

↓

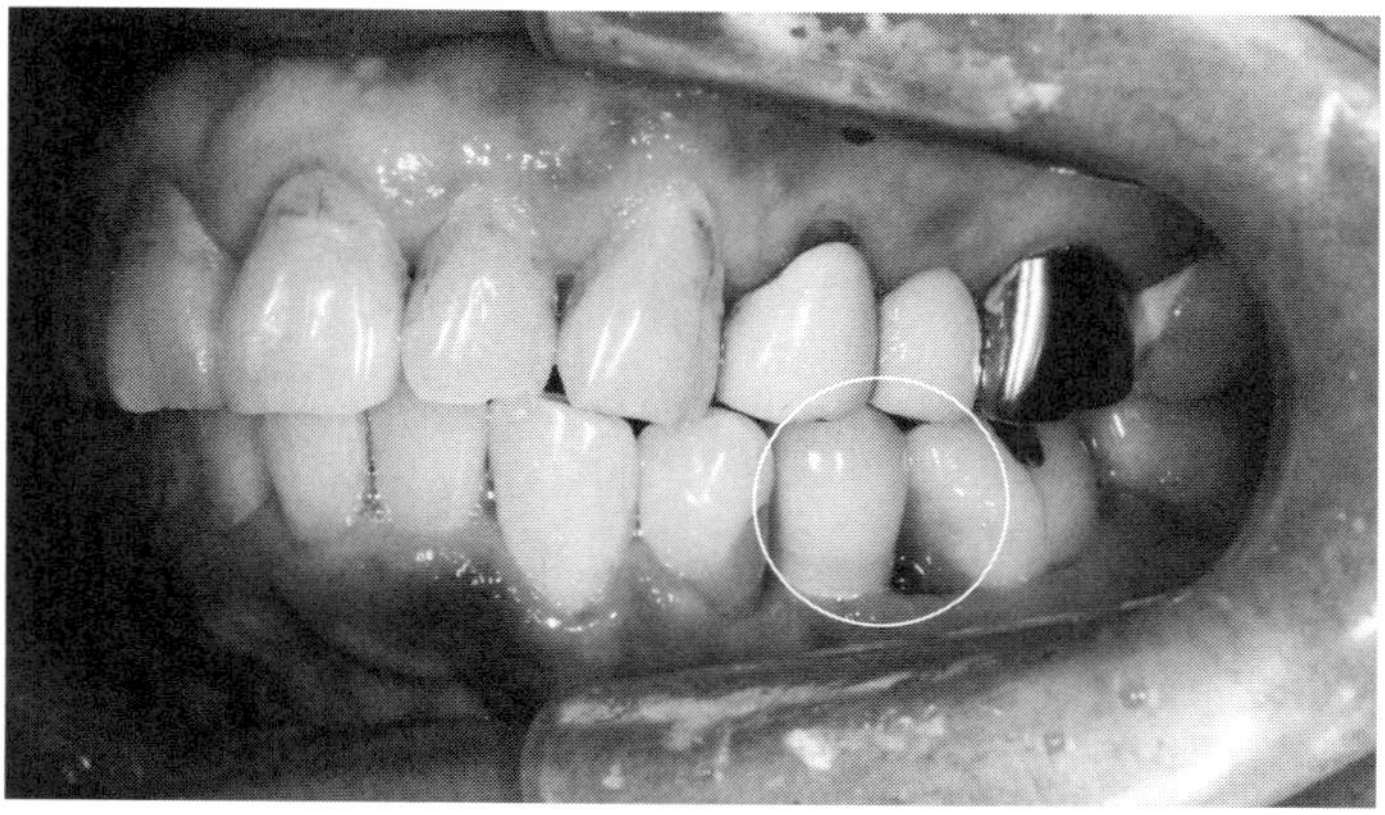

❹倒れていた歯の奥側（第二小臼歯部）にインプラントを入れた

現在ではインプラントの骨との結合や、インプラント体表面の処理方法、インプラント体の形状や最終的な被せ物の形態など、様々な試行錯誤を経て、非常に進化しています。しかし歯科治療の長い歴史の中では、まだまだ新しい分野の治療であり、今後のさらなる研究も待たれる分野でもあります。

正しい治療のポイント

**インプラントは最新最良であると同時に発展途上の技術**

## インプラント治療の術式

インプラントは、通常チタンでできていて、あごの骨に直接埋め込みます。インプラントを入れる部位に麻酔をかけたら、歯ぐきの粘膜を骨から剥がし、ドリルで骨に穴を開け、インプラントをねじ込んでいきます。インプラントが正しく骨に固定されたら、剥がした粘膜を戻し、歯ぐきを縫い合わせます。

インプラント体が骨と結合するには、大体インプラント埋入後6～8週間くらいかかります。骨とインプラント体がしっかりと結合したことを確認したら、インプラント体の上部に土台となる部分（アバットメント）と被せ物を入れ、また噛めるようにしていきます。

## 歯科トラブルの大半がインプラント

正しく処置されたインプラント体の寿命は40年以上とも言われており、ほぼ一生モノの治療となるでしょう。

しかし、実際には正しく適切に処置されているインプラントは、ほとんど無いというのが実情です。実際、近年の歯科治療に関するトラブルのほとんどが、このインプラント治療に関するものなのです。

インプラントのトラブルは、被せ物が取れた、欠けたといった軽微なものから、インプラントがグラグラしたり、抜け落ちたり、痛くて噛めない、あごの骨の神経を損傷して知覚がマヒした、血管を損傷して内出血により気道が塞がり窒息したという重篤な事故まで多岐にわたります。

インプラントは外科的な手術をして、あごの骨に穴を開ける治療なのですから、リスクが高いのは当然です。インプラントをめぐるトラブルで特に多いのは感染に関するトラブルですが、感染に関するトラブルは対応が非常に難しいので、特に注意が必要です。

インプラント治療は適切に行えば安全でかつ非常に優れた治療です。それにもかかわらず、なぜ多くのトラブルが起こっているのでしょうか。

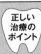

正しい治療のポイント

**インプラントは**
**トラブルが多い治療法でもある**

## 粗悪なインプラント治療が氾濫している理由

インプラント治療を適切に行うためには、口の中での外科手術の技術がまず必要となります。口腔外科や歯周外科などの外科治療は、すべての歯医者が行えるわけではありません。適切なトレーニングを積んでいる外科治療を行うことができる歯医者は、他の歯科治療同様、多くは存在しません。

さらにインプラント治療は咬み合わせの回復を行う治療ですから、被せ物や入れ歯の治

## インプラントでよく起こるトラブル

- インプラントが抜け落ちる
- インプラントの周りの歯ぐきが腫れたり、出血や排膿がある
- インプラントの周りの骨が吸収されて無くなる
- 咬み合わない位置にインプラントが入れられる
- 見た目の悪いインプラント
- インプラント手術時に神経を損傷して、マヒが残る
- インプラント手術時に血管を損傷して、
  気道を圧迫し、患者が死亡する
- インプラント手術時に隣の歯を損傷し、抜歯となる
- インプラントが神経に近いため、噛むたびに痛みがある

療を専門に行う、補綴治療という治療技術も必要になります。

さらに加えて、口の中で歯が失われると、隣り合う歯が倒れ込んだり、咬み合う歯が伸び出してきたりして、咬み合わせが歪んでしまいます。ですからインプラントを行う前に、動いた歯を元の位置に戻し、歪んだ咬み合わせを整える矯正治療の技術も必要になります。

このように、インプラント治療を適切に行うためには、歯科の総合的かつ高度な治療技術が要求されるのです。

当然このような高度な治療は、どこの歯科医院でも行えるようなものではありません。一般の歯科医院は保険診療の治療には精通していますが、このような高度な歯科治療技術は保険診療の範囲を超えているために、扱えないのが普通です。

すべての歯科治療の中でも、とりわけ高度で総合的な治療技術が必要となるインプラント治療を適切に行うことができる歯医者もまた、保険外の専門歯科医院で診療している場合が大半です。高度で良質のインプラント治療を希望されるのであれば、矯正治療と同様に、インプラント専門の歯科医院で治療の相談を受けるべきなのです。

ところが実際のインプラント治療は、そのほとんどが一般の保険診療歯科医院で行われています。これまでに述べてきたように、診療報酬点数の低さゆえに自費診療の売り上げを増やしたい歯科医院にとって、インプラント治療はまさに格好の増収源となっているのです。このため多くの保険診療歯科医院において、技術的に未熟であるにもかかわらず、インプラント治療が行われているのです。

このように適切なインプラント治療をする技術や能力のない歯医者が安易にインプラント治療を行っていることが、インプラント治療にまつわるトラブルが多い主な原因なのです。

また日本では、インプラント治療が他の歯科治療とは異なり、歯科大学主導ではなく、現場の開業医主導で普及してきたという経緯があります。

こうしたことも、適切な科学的根拠に基づかない、場当たり的なインプラント治療が氾濫してきた一因だと考えられます。

正しい治療のポイント

## 高度な技術が必要なインプラントこそ歯科医院選びを慎重に

## インプラント治療におけるCT使用の功罪

インプラント治療は非常に高度な診断と治療技術が必要とされる治療です。このようにリスクが高く、高度な診療技術が求められるインプラント治療は、インプラント治療の実績が豊富で、高度な治療技術を持った歯科医院を選ぶべきなのは、言うまでもありません。

インプラント治療を行う際に必須の診療機器として、歯科用CTが挙げられる場合があります。確かにCTは骨の状態を三次元的に診査することができるため、インプラント治療においては非常に有用な機材です。複雑な症例や、残存する骨が少ない症例などでは非常に重宝することは事実です。

CT撮影を行うことで、より精度の高いインプラント治療を行うことができます。しかしながらCTは単純X線撮影に比べ、非常に多くの放射線を使いますから、被ばく量も桁外れになります。インプラント治療においてはCTの被ばく線量を考えた上で、必要度を考慮して使用すべきでしょう。

## インプラントセンターには注意

最近、歯科医院の名称に、○○歯科△△インプラントセンターとか、××歯科インプラントセンター併設などと書かれているのをよく見かけるようになりました。このインプラントセンターとは、一体何なのでしょうか。

前述したようにインプラント治療は正しい知識と技術が必要な非常に高度な治療法ですが、このインプラント治療を行うのに、特別な資格が必要でもなければ、届け出を出す必要もありません。

歯科医師免許を持った歯医者が、保健所の営業許可を受けた歯科医院でインプラント治療を行うことは自由なのです。このため平成二十三年の調査によれば、日本の総歯科医院数約6万8千軒のうち、およそ2割弱、約1万1千300軒の歯科医院がインプラント治療を行っています。現在ではさらに多くの歯科医院が行っていることでしょう。

先にも述べた通り、歯医者は保険外診療を増やしたい、収入を増やしたいと考えるところが多いですから、インプラント治療を積極的に行いたいと考えています。しかし、実はインプラント治療というのは歯科の標榜科目（医療機関が看板などの広告に表示できる診療科目のこと、法律で表示できる科目が決められている）ではありません。

日本の医療法では、保険診療歯科医院における標榜科目は、歯科一般、小児歯科、矯正歯科、歯科口腔外科の4つしかありません。これ以外の診療科目を標榜することは、医療法違反となり、違法行為になります。このため保険診療歯科医院においては、インプラント治療を標榜することができないのです。

しかし医療法においては、診療科目としてのインプラント治療を標榜することはできなくても、歯科医院名は広告可能です。ですから歯科医院の名前にインプラントセンターや、インプラントセンター併設という言葉をくっつけることで、インプラント治療を標榜したのと同じ効果を持ち、それを広告することが可能となるのです。

しかし、そもそも保険診療歯科医院でない保険外専門の歯科医院においては標榜科目に特段制限はありませんから、インプラント治療を標榜することに何ら問題はありません。ということは、インプラントセンターと書かれている時点で、その歯科医院は保険診療歯科医院であり、インプラント治療を専門に扱う高度な治療技術を持っていない可能性があるということになります。

インプラントセンターと名乗る歯科医院が急増している背景には、このようなカラクリがあるのです。ですからインプラントセンターと名乗っている歯科医院でインプラント治療を受ける場合には、認定医がいるかなど、技術レベルの確認が必要だと考えます。高度な先進治療としてのインプラント治療を行っている歯科医院ではなく、むしろその逆である可能性が高いことを覚えておいてください。

**正しい治療のポイント**

**大事なのは歯医者の技術レベル 名称にだまされないように**

## インプラント治療に関連する高度な治療

インプラントは骨にインプラント体を埋め込む治療ですから、骨が無いところにはインプラントはできません。しかし残念ながら、インプラント治療を希望する部位に、常に十分な骨が存在するとは限りません。

歯の根の周りには歯槽骨という骨があり、歯を支えています。歯槽骨は歯が失われると、徐々に無くなっていってしまいます。歯が失われて時間が経つと、歯槽骨が消失してしまい、インプラント治療を行うには不適な状態になってしまっていることがあります。

このように失われてしまった骨を回復させるのが、骨造成法という治療法です。インプラントを入れる予定の部位に十分な骨を作り出すことにより、安定したインプラント治療が可能になります。

最近は材料や術式の発達によって、骨造成法はより安全で確実な治療法になってきています。そのため現在では、ほとんどあらゆる部位にインプラントを埋入させることが可能になりました。特によく行われる骨造成法としては、副鼻腔（上顎洞）に骨を作り出すサイナスリフトやソケットリフトといった骨造成法や、再生膜を利用するＧＢＲという方法があります。

ただしこのような高度な術式を行える歯医者は非常に限られています。また、最近コンピューターの発展により、ＣＴ画像と組み合わせたＣＡＤ／ＣＡＭのインプラント手術法が登場してきました。この術式は、臨床応用が始まったばかりですが、近い将来、もっと安全で確実なインプラント治療ができるようになることでしょう。

## 骨造成法によるインプラント治療

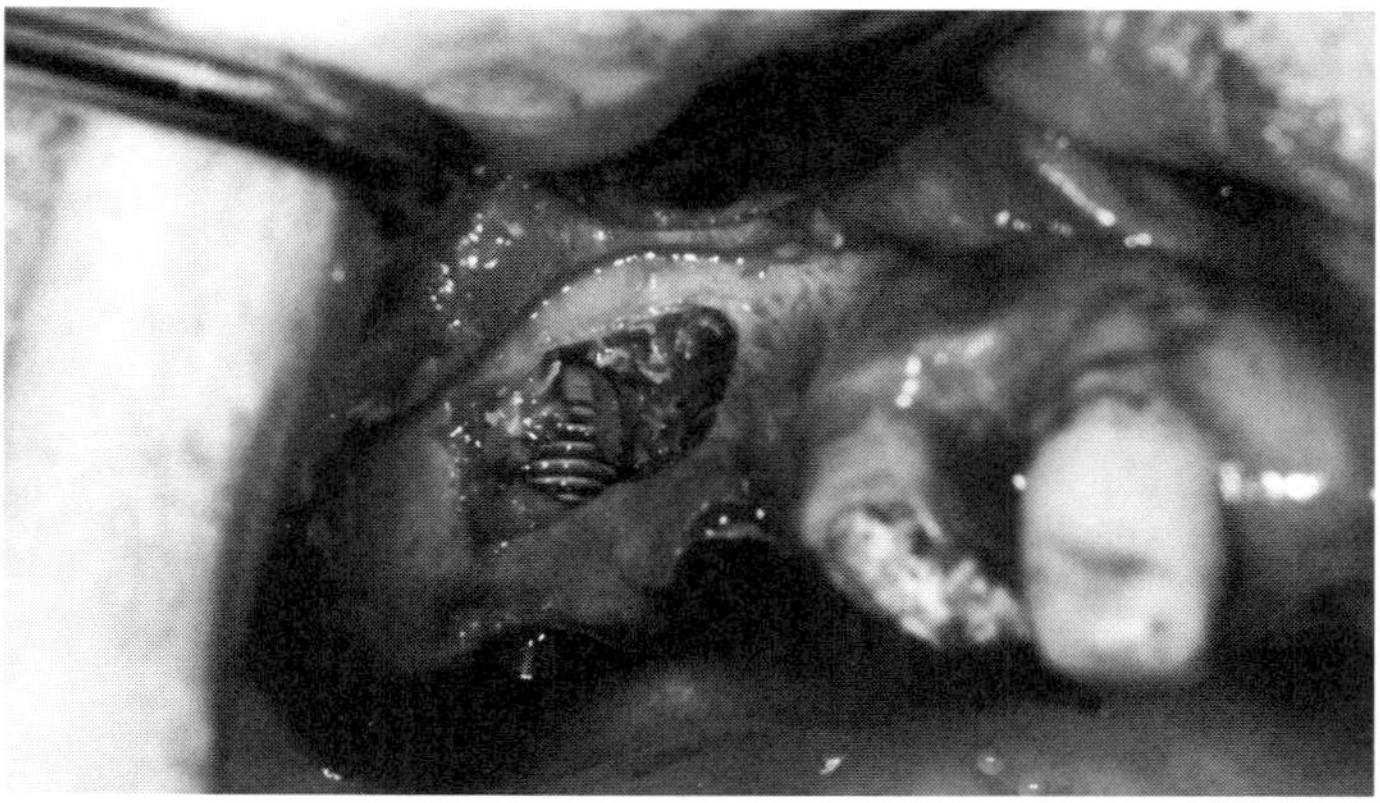

歯槽骨が失われているためサイナスリフトを行う

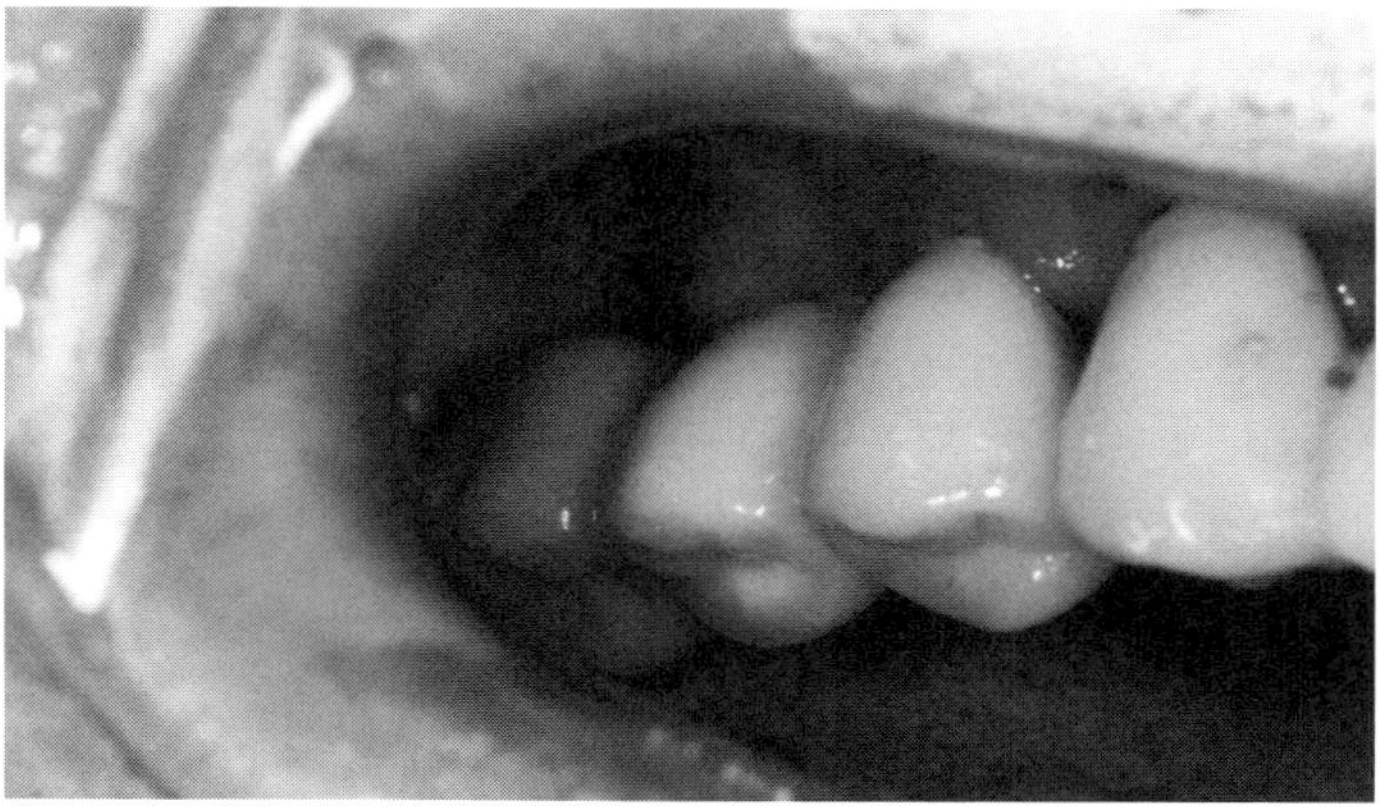

骨造成によりインプラントを入れることができた

第7章

# 取り返しのつかない危険がいっぱいの審美歯科

## 審美歯科って？

審美歯科とは、見た目の美しさを求める歯科治療のことを言います。差し歯を本物そっくりに作ることから、歯並びをきれいにしたり、歯を白くしたりするための治療まで、色々な治療があります。基本的に見た目の美しさは保険診療では考慮されませんから、審美歯科は当然保険外の歯科治療となります。

審美歯科は基本的に侵襲的な治療と、非侵襲的な治療とに分かれます。ここで言う侵襲的な治療とは、歯を削ったり歯を抜いたりといった、一度行うと二度と元には戻せない治療のことです。それに対し非侵襲的な治療とは、歯を削ったり抜いたりしない治療のことを言います。

## 侵襲的審美治療と非侵襲的審美治療

審美歯科には歯を白くする治療、歯並びをきれいにする治療、歯ぐきの色をピンクにする治療などがあります。それぞれに侵襲的な治療と非侵襲的な治療とがあります。

歯並びをきれいにする侵襲的な治療の代表は歯を抜いてブリッジにしたり、インプラントにしたりする治療であり、非侵襲的な治療の代表は矯正治療になります。

抜歯してブリッジする治療のメリットは、治療期間が短くて済み、また一般的に矯正治療よりも治療費が安いということが挙げられます。しかし、歯の根の位置は変わらないので見た目が妥協的になることや、抜いた歯は二度と元には戻らないということが問題となります。

矯正治療のメリットは理想的な歯並び・咬み合わせを得ることができることです。その一方で、治療期間が長いこと、治療費が高いこと、また矯正装置の見た目などがデメリットになります。見た目については、舌側《ぜっそく》矯正装置を選ぶことによってずいぶん緩和されますが、治療費はさらにふくらんでしまいます。

歯を白くする方法としては、侵襲的な治療では歯を削ってセラミックの被せ物やラミネートベニアという、セラミックでできたシェルを歯に接着する方法があります。一方非侵襲的な治療方法では歯のホワイトニングがあります。

セラミックの被せ物は白い色を作りやすいというメリットがありますが、歯を削らなくてはならないデメリットがあります。一方で歯のホワイトニングは歯を削る必要はありませんが、歯の色を真っ白にすることは困難です。

## ホワイトニング

ホワイトニングとは、歯を削らずに、歯そのものを白くする技術のことを指します。差し歯やセラミックのシェルを歯に接着する（ポーセレンラミネートベニア）のは、ホワイトニングとは言いません。

ホワイトニングには大きく分けて、オフィスホワイトニング、ホームホワイトニング、インターナルブリーチング（歯の漂白）があります。

オフィスホワイトニングは歯科医院で歯の表面に漂白の薬を塗り、紫外線のライトを当てて歯を白くする処置を指します。

ホームホワイトニングは、歯の形に合うトレーを作り、トレーの内部に漂白の薬を入れて、口の中に30分ほど入れておいて、歯を白くする方法です。

インターナルブリーチングは、失活歯（歯髄組織が死んでしまった歯）の変色歯を対象に、歯の内部に漂白剤を入れて歯を白くする処置です。

## 複合的な審美治療の症例写真

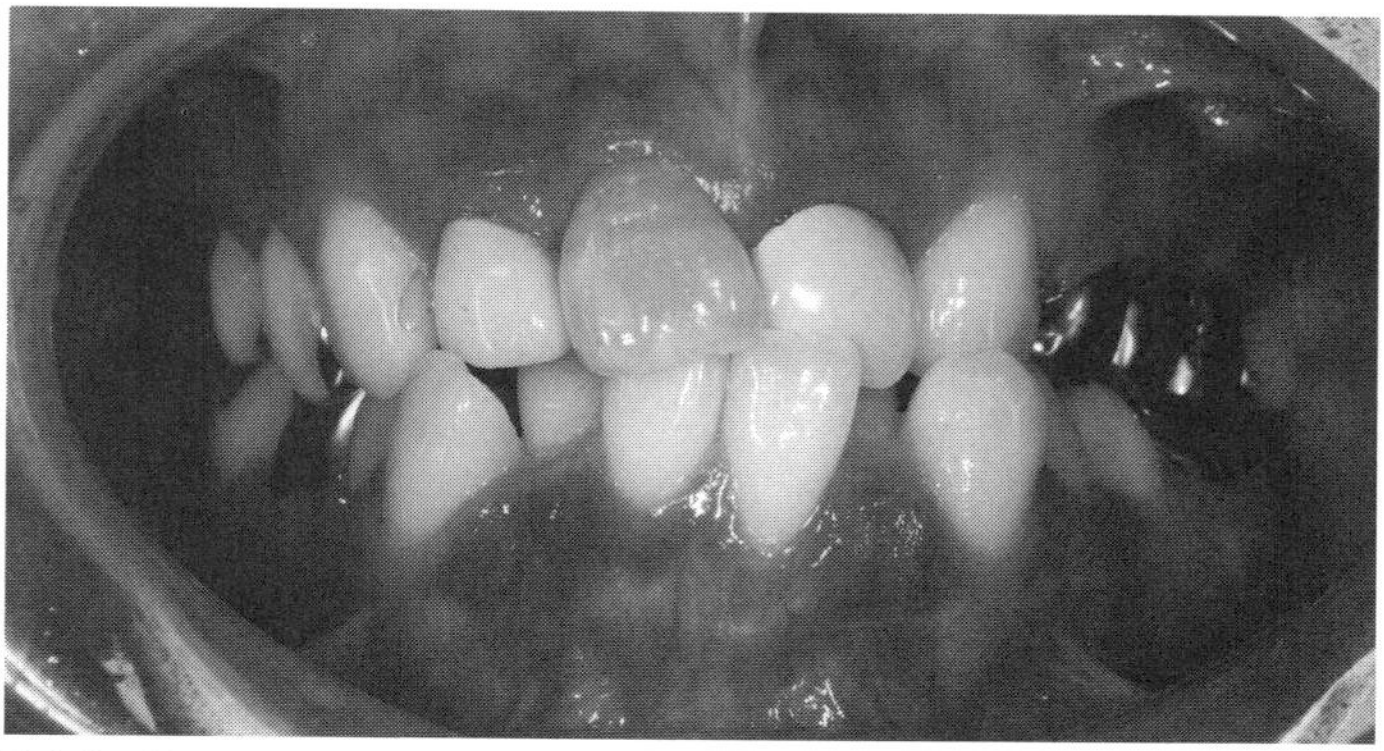

治療前の様子

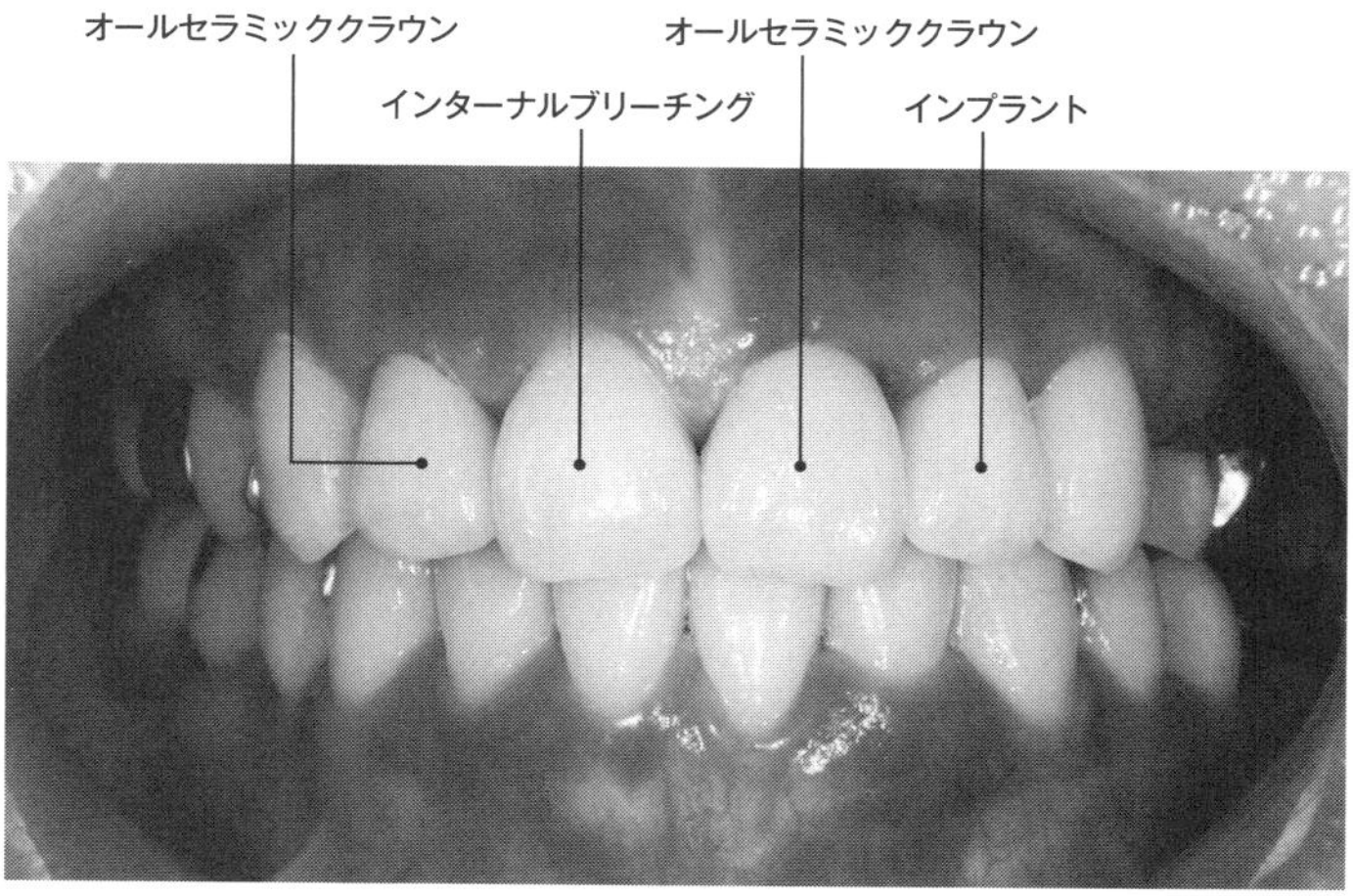


矯正治療を併用した審美治療後の様子

どれも適切に行えば特に危険な処置ではありませんが、オフィスホワイトニングで使用される35％過酸化水素水は劇薬なので、その取り扱いに注意する必要があります。

## 見た目が気になる人に——見えない矯正治療

すべての歯にブラケットを付けて歯並びを整える本格矯正の中でも、特殊な治療法として、舌側矯正があります。舌側矯正とは、歯に付けるブラケットをすべて歯の裏側（舌側）に付けることによって、矯正装置が表側から見えないようにする治療法です。それゆえ、見えない矯正とも呼ばれています。矯正治療をしたいけれど、装置が目立つのは困るという患者のための矯正治療法です。

舌側矯正には、舌側矯正を行う矯正専門医たちが集まる、日本舌側矯正歯科学会があります。しかし会員数は約５００人で、認定医はほんの数十人程度しかいません。舌側矯正を行える歯医者は日本でもほんの一握りしかいないのです。

正しい舌側矯正の治療技術を持つ歯医者が非常に少ないため、舌側矯正を希望する患者は、まずドクター選びに苦労することでしょう。東京や大阪などの大都市に住む人ならば

## 舌側矯正の症例写真

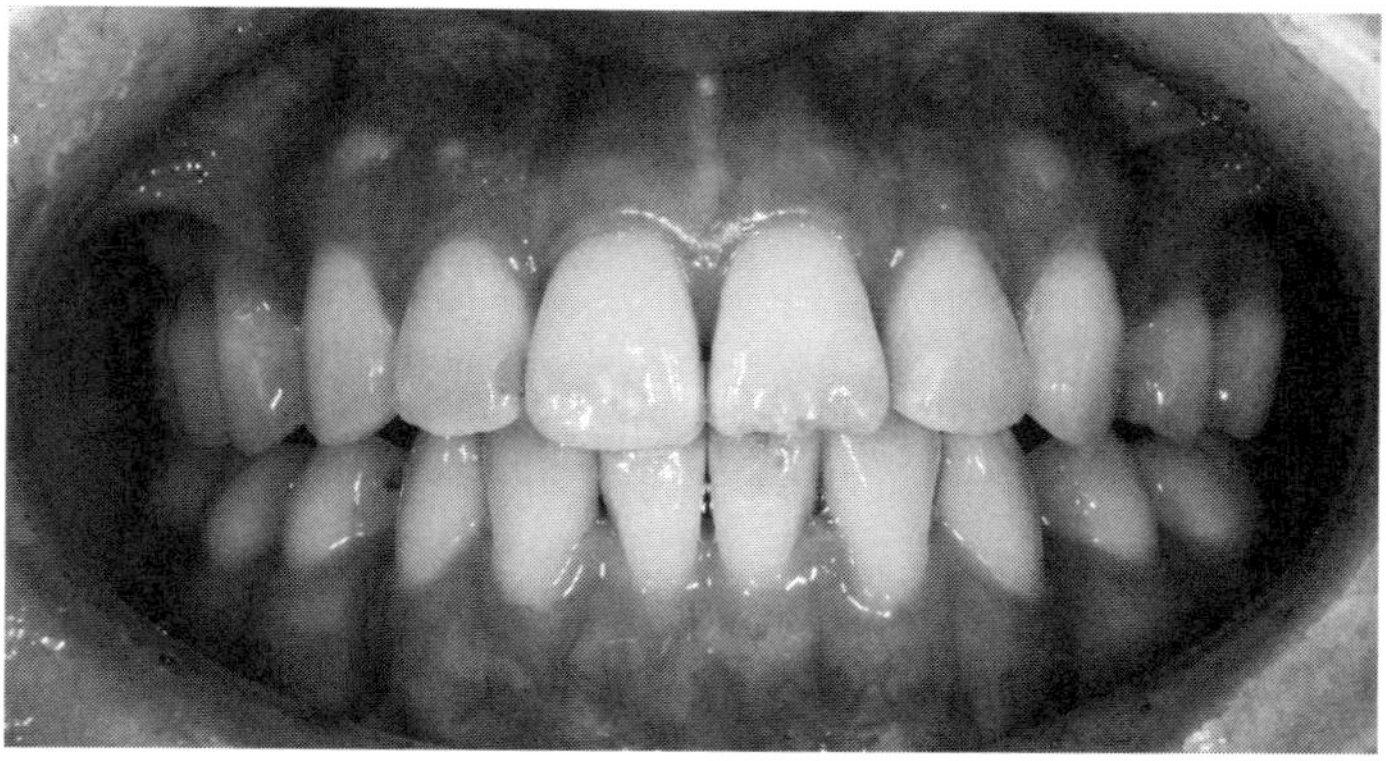

外からは矯正していることがわからない

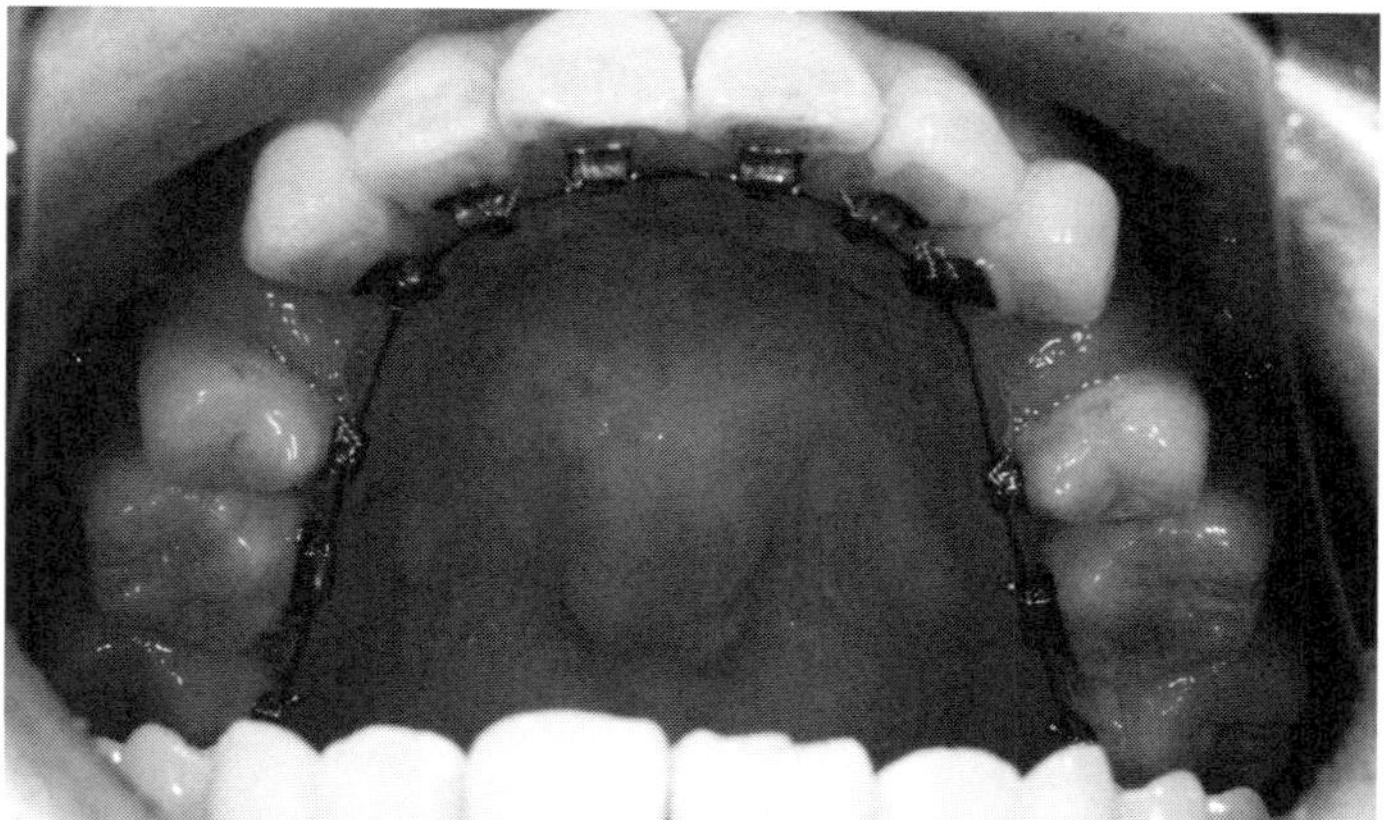

歯の裏側に装着された矯正装置

それほど苦労はありませんが、地方に行くと、舌側矯正の治療技術を持つドクターを見つけるのは非常に難しいと言っていいでしょう。

## 審美治療の落とし穴

審美歯科をアピールしている歯科医院では、一般的に侵襲的な補綴治療やインプラント治療を勧める場合が多いようです。特に大手美容整形クリニックに付属する審美歯科では、その傾向が強いように思われます。しかし、そこには大きな落とし穴があります。

審美歯科をメインに行う歯科医院は、咬み合わせや治療後の経過に無頓着なところが多く、それが後々トラブルとなりがちです。特に抜歯を行って歯並びを整える治療には、注意が必要です。抜歯を伴う治療は、抜いた歯を元に戻すことはできないため、歯ぐきが痩せ細る、歯の神経が死ぬ、歯の根が割れる、歯周病になるなどのトラブルが起こりやすいのです。

例えば歯を抜くと、歯を支えている歯槽骨が徐々に失われていき、歯ぐきが痩せていきます。そのためブリッジの下の歯ぐきが大きくへこんでしまい、見た目が大きく損なわれます。このような見た目を優先させ、即効性がある治療をクイック矯正などという名称で行っている審美歯科もあるようですが、これは矯正治療とはまったくの別物ですから、勘違いしないよう十分気をつけてください。このような治療は特に大手美容整形クリニックの審美歯科治療で見られることが多いのですが、その理由を次に説明します。

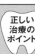

正しい治療のポイント

**クイック矯正と矯正治療は別物**

## 危険な大手美容整形クリニックの審美歯科

大手美容整形クリニックはテレビＣＭも盛んに行っていて、何やら安心そうな印象があるかもしれません。しかし歯科に関しては、大手の美容整形クリニックを安易に信用することは危険だと思います。

その理由として、大手美容整形クリニックの歯医者は、基本的に勤務医であり、開業医ではないことが挙げられます。歯医者は高度な治療技術を持つ歯医者ほど、独立開業したがります。逆に勤務医であるということは、まだまだ修行中の身であるということでもあるのです。

歯医者は開業志向が強く、勤務医は開業までの修業期間と割り切っている人が多いです。このため勤務医は開業医よりも一般的に治療経験や技術の面で劣る場合が多いのです。これは勤務先が大手美容整形チェーンであっても同じです。ところがこういった勤務医が扱う治療は、保険外の治療で高度な治療です。このため大手美容整形クリニックの勤務医は、技術的に簡単な補綴治療に走る傾向があります。矯正治療は非常に高度な技術を要しますから、勤務医には当然扱えません。そのような治療の未熟さを、大手の看板でカバーし、信用させて治療契約を結ぼうとするのです。

ですから大手美容整形クリニックでの審美歯科治療は、高額でかつ、歯を抜いたり削ったりといった侵襲の大きい補綴治療を中心に行われています。しかもその治療自体も、審美治療を専門に行っている専門医に比べればあまり良質ではありません。テレビでCMをやっているからといって、大手の看板を安易に信用しない方が良いでしょう。

正しい治療のポイント

## CMを流しているからといって良質な治療を受けられるとは限らない

### 審美歯科を選ぶコツ

では、審美歯科治療を受ける際に、どのような歯科医院を選べば良いのでしょうか。

やはり、大手美容整形クリニックの歯科部門ではなく、審美治療を専門に行っている歯科医院を選ぶべきでしょう。

歯科の治療は、それぞれの治療分野の専門医で受けるべきです。

また審美治療といっても様々な選択肢がありますから、ひとりの専門医だけでなく、矯正の専門医や、審美補綴（被せ物）治療の専門医など、専門分野の異なる歯医者の意見も聞いた方が良いでしょう。

審美治療は特に見た目の美しさを重視する治療ですから、治療の説明を聞く際には、必ずその歯科医院で行われた治療の症例写真を見せてもらうようにしましょう。通常審美治療を行っている歯科医院には、自分の歯科医院で行われた審美歯科治療の症例写真があるはずです。その写真を見て、納得できるところを選んでください。症例写真が無いところは論外です。

正しい治療のポイント

**症例写真を見せてくれない歯科医院にはかかってはダメ**

## 取り返しがつかない侵襲的治療

侵襲的な治療と非侵襲的な治療とで迷ったら、なるべく非侵襲的な治療を選びましょう。後で取り返しのつかなくなる治療は安易に決めてはいけません。

ホワイトニングを例にとれば、現在ではホワイトニングの技術も発達し、非侵襲的な方法でも、かなり歯を白くすることができるようになりました。非侵襲的な治療を受けて、それで納得できなければ、それから侵襲的な治療を選んでも遅くはありません。

削ったり抜いたりしてしまった後に、ホワイトニングや矯正治療を受けることは難しくなります。侵襲的な治療は後戻りができないということを理解した上で、本当にその治療が自分にとって必要かどうか、よく考えてから治療を受けるようにしてください。

矯正治療に関しては、矯正専門医による治療が必要になるものと考えてください。審美治療を専門とする歯医者というのは、通常は補綴専門医なので、矯正治療を行えないと考えて間違いないと思います。ですから矯正治療という選択肢も考え、矯正専門医にも治療の相談をするべきです。

審美歯科治療については、多くの場合、最良の治療の選択肢は矯正治療であることと考えられます。

ただし、通院期間や費用は矯正治療が最も負担の大きいのが難点ではあります。治療期間中の見た目のことも考慮すると、舌側矯正は究極の審美治療と言っても過言ではないかもしれません。

審美歯科の治療は審美的な面だけで考えてはいけません。治療後の機能的な面や治療後の状態の維持に至ることまで、考慮すべき点がたくさんあるのです。

特に自分の歯をなるべく削らない、抜かないことは、長期的な面から見れば非常に重要です。見た目のみならず、歯並び・咬み合わせの安定が得られているかどうかも長期にわたって良好な状態を維持するためには必要です。審美治療を受ける時はじっくりと考え、よく相談してから決めてください。

正しい治療のポイント

## 侵襲的治療は受ける前に、もう一度よく考えてみること

第8章

# 予防歯科
## ——本当の予防法とは

## 世の中に病気がまん延する理由

これまで日本の歯科医療界の現実について書いてきました。表面的にはわかりませんが、実は深層的にはかなりの問題を抱えている日本の歯科医療の現実を知れば、やはり治療に大きな期待を抱くことは難しく、その前段階である病気にならない生き方、すなわち予防が最も重要であるということが理解できるでしょう。

むし歯、歯周病、不正咬合は単なる口の中の問題ではなく全身的な問題であり、特に食生活の誤りによって引き起こされる疾患です。さらに言えば、誤った食生活は口の中の健康に問題を起こすだけではなく、全身的、精神的な疾患の原因ともなるのです。

ですから予防歯科というのは単に口の中の疾患の予防のみならず、全身的、精神的な疾患もまた予防され、人間本来の健康を得られるようなものでなければなりません。

発症した疾患の治療より、疾患の発症そのものを予防することが大切という考えは、歯科のみならず、医科でも同様です。

病気になりたくて病気になる人などいません。皆、病気を避けることができるならば、避けたいと思っているはずです。しかし不幸にも病気になってしまう人が、今日これだけ多いのは、病気になってしまう原因を知らないか、または誤った病気の予防法を信じ込まされているからなのではないでしょうか。

テレビなどのメディアでは、毎日のように健康情報や病気の最新治療法などを紹介しているのを目にします。このように病気に関する情報があふれかえっているにもかかわらず、病気になる人は減るどころか、むしろますます増えているように思えます。

前述した通り歯科疾患においても、20歳以上80歳未満の95％に治療済みも含めるとむし歯があり、また30歳以上80歳未満の86％に何らかの歯周疾患があるという状態です。

なぜ今、これほどまでに多くの歯科疾患が発症しているのでしょう。これは有効な予防が行われてこなかったからだと言えます。ではなぜ日本では予防歯科を積極的に行ってこなかったのでしょうか。これには大きく二つの理由があると思います。

一つ目の理由は、予防は保険診療の適応外であるということです。日本の国民皆保険制度は、すべての国民が医療を受けられるように作られた制度であるため、疾病治療に対する給付が原則となっています。それに対し、疾病の予防は国民各自の自己責任において行うべきとされています。ですから日本の国民皆保険制度において、予防に関連した検診や予防処置というものはすべて、保険給付の対象外となっています。

また、これまで述べてきたように、日本の歯科医院の99％は保険診療を行っています。そして保険診療においては歯科疾患の治療は行えても、予防を行うことはできません。

さらに日本の保険診療における歯科治療費は非常に安いですから、歯科医療を受ける患者としては、予防にお金をかけるよりも、疾患が生じてから治療を受ける方が得だと感じるのかもしれません。

しかし、むし歯や歯周病で歯や歯を支える骨などが一度失われてしまうと、二度と元通りになることはありません。さらに日本の保険歯科診療の実態は、ＯＥＣＤ加盟先進国中最低の診療報酬に見合った歯科治療しか提供されないわけですから、問題が起こってから保険診療歯科医院で良質の歯科治療を受けようとしても、無理な相談というものです。

これが日本における歯科治療の現実なのですが、多くの日本人は保険が利かない予防を受けるより、病気になってから安価な保険診療を希望します。残念ながら、これが日本で予防歯科が普及しない一因となっていることは間違いないでしょう。

二つ目の理由は、歯科医療に限らず医療界全体が病気の人を相手に商売をし、利益を上げる構造になっているからです。すなわち、世の中に病人が増えれば増えるほど、医療界全体が儲かります。このような構造の中で、医療界が本当に予防に力を入れることがあるのでしょうか。

医者も歯医者も予防が大事と口では言いますが、本音では患者が減っては困るのです。むしろ患者は減るどころか、増えてもらわなければ困るのです。

特に保険診療を行う歯科医院は、極端に低い診療報酬を補うために、薄利多売でたくさんの患者を診療しなければなりません。

かくして医療界からは本当に有効でかつ実行可能な予防法や、予防に関する知識は提供されないのです。

## 日本が抱える疾病利権という病気

しかし皮肉なことに、歯科疾患に限らず多くの慢性疾患が社会にまん延するようになった現在では、国民の健康に対する関心は日に日に増しています。

そうした国民心理に付け込んで、成長してきたのが、いわゆる健康産業です。様々な企業が国民の健康意識を利用して、健康食品や健康グッズ、サプリメントを販売し、各種セミナー、代替医療などを提供しています。

こうした健康産業が普及し、多くの人がそれらを利用するようになっても、糖尿病などの慢性疾患の発症率は一向に低下する様子が見られず、それどころか、患者数が年々増え続けているような疾患すらあります。

予防効果があると喧伝している割には、何ら予防効果は認められないものばかりではないのかと思わざるを得ません。とはいえ、健康産業もまた、社会に多くの疾患がまん延することによって利益を得る産業なのですから、彼らが提供するものが、本質的な予防や健康にはつながらないのもうなずけます。

このように世の中に疾患がまん延することで、医療業界や健康産業などが利益を得る構造を疾病利権と言います。

疾病利権の受益者である製薬会社や歯科材料メーカー、健康食品販売会社や化粧品会社などが、テレビなどのメディアの主なスポンサーとなっています。このようなスポンサーを持つ大手メディアやマスコミが、本当に健康になるために必要な情報を報道するはずもありません。かくして現代の日本に生きる我々は、本質的な予防を行うことも、健康を得ることも非常に困難な状況におかれているのです。

## 正しい予防歯科の考え方

予防歯科に関しても、テレビなどのメディアや歯医者たちは、

「歯磨きがきちんとできていないからむし歯になるのだ」

「定期検診を行わないからむし歯になるのだ」

と言い続けてきました。しかし、ここまで述べてきた通り、これらの主張には何の根拠もありません。所詮は疾病利権側の発信する情報ですから、信用するに値しないのです。


正しい予防歯科の考え方を理解するためには、口腔疾患を口の中だけに起こる疾患であると考えず、消化器官全体の問題として捉える必要があります。口腔は消化器官の入り口であり、消化器官の入り口が病気になるということは、普段の食生活に問題があるということです。

そしてまた、消化器官の入り口に病気を引き起こすような食生活は、口腔以外の他の消化器官や身体の他の部分にもまた、何らかの疾患を引き起こすであろうことは、容易に想像できます。そして実際、食生活と全身的な疾患との関係について知れば知るほど、口腔内の疾患を引き起こす要因と共通する要因が強く関与していることが理解できるのです。

ここまで述べてきたように、歯科疾患の主な原因は誤った食生活による糖質の過剰摂取や栄養欠乏です。

そして、糖質過多や栄養欠乏は肥満、高血圧、糖尿病、心疾患、脳血管障害、肝疾患、腎疾患、消化管潰瘍、痛風、アレルギー疾患、リウマチ、自己免疫疾患、ガン、認知症など、様々な全身的疾患をもまた引き起こすのです。そればかりか、うつ病、不眠症、パニック障害、統合失調症、子どもの発達障害、自閉症などの精神疾患の原因ともなるのです。

本質的な予防歯科とは、歯科疾患の予防はもちろんのこと、全身疾患や精神疾患の予防にもつながり、人間本来の健康を得るためのものでなければなりません。

本質的な予防歯科とは口腔内だけを見て、口腔内の処置のみを行うことで得られるものではありません。人間の体は一つであり、すべてはつながっているという考えに基づくものでなくてはいけないのです。

## むし歯・歯周病・不正咬合の無い人たち

本質的な予防歯科を考える上で大いに参考になるのは、むし歯、歯周病、不正咬合がまったく無いか、あるいはほとんど無い人たちの生活です。そして、そういう人たちは実際に存在します。その人たちとは、世界の各地で伝統的な生活を営んでいる、先住民族と呼ばれる人たちです。

アメリカの歯医者であるW・A・プライス博士は、世界の14カ国に住む伝統集団や先住民族を訪れて、彼らの口腔内をつぶさに調査しました。その彼の調査記録は一九三九年に『食生活と身体の退化（Nutrition and Physical Degeneration）』というタイトルで出版されました。

この記録によれば、伝統的な生活を営む先住民族にはむし歯や歯周病は見られず、また不正咬合の人も見られませんでした。プライス博士の調査のほかにも、先住民族の人たちは優れた肉体を持ち、健康でむし歯も歯周病も不正咬合も存在しないということについては、様々な文献に示されています。

プライス博士の調査記録で興味深いのは、同一の民族集団であっても、近代食を摂取するようになった集団には、高頻度にむし歯が見られるようになったことです。同じく近代食を摂取するようになった集団には、歯周病も見られるようになり、さらにその子どもたちに、高頻度に不正咬合が見られるようになっています。

むし歯、歯周病、不正咬合が食生活、特に近代的な食生活によってもたらされたことは、この調査からも明確です。

そうであるならば、むし歯、歯周病、不正咬合を招いた近代食が何であるかを知ることができれば、それらの食品を避けることによってむし歯、歯周病、不正咬合を予防することが可能になると言えるのではないでしょうか。

そしてまた、先住民族の伝統的な食生活を知り、可能な限りそれを取り入れることで、先住民族のような健康的な肉体に近づくことができるのでしょう。

## 近代食が招いたむし歯・歯周病・不正咬合

同じ先住民族であっても近代食を摂るようになった集団には、同一民族でありながらむし歯や歯周病、不正咬合などが頻繁に見られるようになったことは前述の通りです。さらに興味深いのは、近代食を摂るようになった集団は、歯科疾患のみならず、先天異常も増え、感染症や慢性疾患に対する抵抗力が失われていったということです。

このような先住民族の身体の退化を引き起こした近代食には、共通して見られる特徴が

## 先住民集団と近代化集団のむし歯罹患率(%)

| | 先住民集団 | 近代化集団 |
|---|---|---|
| スイス | 4.60 | 29.8 |
| ゲール族 | 1.20 | 30.0 |
| イヌイット | 0.09 | 13.0 |
| 北方アメリカ先住民 | 0.14 | 21.5 |
| セミノール族 | 4.00 | 40.0 |
| メラネシア人 | 0.38 | 29.0 |
| ポリネシア人 | 0.32 | 21.9 |
| アフリカ人 | 0.20 | 6.8 |
| オーストラリア先住民 | 0.00 | 70.9 |
| ニュージーランド・マオリ族 | 0.01 | 55.3 |
| マレー人 | 0.09 | 20.6 |
| 海岸地方・ペルー人 | 0.04 | 40.0 |
| アンデス高地・インディオ | 0.00 | 40.0 |
| アマゾン・ジャングル・インディオ | 0.00 | 40.0 |

ありました。こうした現象を引き起こした近代食は、西洋文明から持ち込まれた輸入食品であり、それゆえに保存性の高い食品でもありました。

その食品とは、砂糖、精製穀物、植物油、缶詰食品などでした。

これらは現代の我々にとってもおなじみの食品ばかりですが、これらの食品が先住民族に歯科疾患を引き起こしたのです。

当然のことながら、近代食は先住民族のみならず、現代社会に生きる我々にとってもむし歯や歯周病、不正咬合がまん延している主原因となっています。

そしてまた、体全体に発症する様々な慢性疾患の原因でもあるのです。このような身体の退化を引き起こし、慢性疾患を引き起こす近代食を避けるような食生活こそが、本質的な予防歯科となるのです。

## 先住民族の伝統食の特徴

健康な身体を持つ先住民族は、それぞれの地域で獲れる食材を摂って生活しています。

アラスカに住んでいるイヌイットと、太平洋の赤道近くの島に住んでいるポリネシア人とでは、食生活はまったく違います。しかしそれでも、その食生活には同じような傾向が認められるのです。

先住民族はその住んでいる地域に関係なく、基本的に食用に利用できるものは、動物も植物も昆虫も、何でも利用しています。一般的に南方の先住民族は植物が良く育つため、植物性食品を多く利用し、北方に住む先住民族ほど、植物が育ちにくくなるために動物性食品を多く利用する傾向があります。

アラスカの極北地域に住むイヌイットは、その食料のほぼすべてを動物性食品から摂取しています。しかし一方で、植物性食品のみで生活している先住民族というのは、古今東西まったく存在しません。どの地域に住む先住民族であっても、動物性食品は植物性食品よりも貴重であり、尊重されます。

先住民族の多くは妊娠前の女性に特別の栄養食を与えます。先住民族の特別の栄養食とは、動物の脳や眼球、脾臓、腎臓、肝臓などの内臓、魚の肝や卵を乾燥させたものなど、すべて動物性食品です。先住民族に不正咬合がほとんど認められないのは、このような栄養豊富な特別食を妊娠前の6カ月間与え続けることと無関係ではないでしょう。

むし歯や不正咬合などの口腔疾患だけではなく、多くの先住民族は、現代社会によく見られる、心血管疾患、高血圧、２型糖尿病、関節炎、乾癬、むし歯、にきびといった疾患が見られないという報告があります。

先住民族の生活、特に食生活の特徴を知り、我々の普段の食生活に反映させることによって、むし歯、歯周病、不正咬合などの口腔疾患のみならず、様々な全身的な慢性疾患や精神疾患を予防することは、大変意義のあることだと私は考えます。

## 歯磨きは何のため？

先住民族は歯磨きをしません。そもそも、先住民族社会には、歯ブラシすら存在しません。野生動物だって歯磨きしませんが、先住民族も野生動物もむし歯にはなりません。一方で我々は熱心に歯磨きしていますが、先に書いたとおり、むし歯や歯周病が効果的に予防されているとは到底思えません。

歯磨きがむし歯の予防にならないことは、間違いの無いことだと考えられます。ならば歯磨きなんてしたくないからしない、という人がいるなら、私は、それはそれで構わないと思っています。

でも私自身は毎日歯磨きをしています。なぜならば、歯磨きはお風呂に入ることと同じ、現代人のエチケットだと思っているからです。歯に着く着色を取るために、歯磨き粉も使用しています。口の中を清潔に保つことは、とても気持ちが良いですし、笑った時に白い歯が見えるのは、相手に好印象を与えるものだと思います。

歯磨きの際には歯磨き粉を使っている人がほとんどだと思いますが、実は歯磨き粉の中には非常に危険な毒物が入っていることを知っているでしょうか。

危険な毒物の代表がフッ素です。フッ素はむし歯予防のための歯質強化を目的として入れられていますが、残念ながらフッ素にむし歯の予防効果はほとんどありません。フッ素は毒物であり、微量でも体内に蓄積することで、骨粗鬆症や骨肉腫、脳の松果体の石灰化など、様々な病気を引き起こすことが報告されています。

ですから歯磨き粉を選ぶ時には、フッ素が入っていないことはもちろん、なるべく余計なものが入っていない歯磨き粉を選んでください。界面活性剤としてラウリル硫酸ナトリウムが入っているもの、抗菌剤入りの歯磨き粉も避けるべきです。

マウスウォッシュ剤や歯磨き粉に含まれる抗菌剤が、口の中のむし歯菌や歯周病原菌を殺菌してくれると宣伝している商品もあります。

しかし歯周病の原因のところでも説明したとおり、抗菌剤は口の中の健康を維持するために大切な、善玉菌も殺菌してしまいます。それによって口の中の細菌バランスが乱れ、むし歯や歯周病になりやすくなったり、逆に口臭が起こるようになったりしてしまいます。人間の大腸に大腸菌がいるからといって、大腸を殺菌、消毒して大腸菌を殺そうとする人はいません。そんなことは意味が無いばかりか、かえって腸内環境を悪化させ、様々な病気を招くことになるからです。口の中を殺菌することも、これと同じことなのです。それにもかかわらず、多くの人が、口の中の殺菌や消毒を熱心に行っていることは、嘆かわしいことです。

これはテレビなどのメディアや、歯医者などが口の殺菌・消毒を熱心に勧めるからなのでしょう。しかし前述したように、病気が増えれば増えるほどに利益を得る人たちが喧伝することを真に受けるのは、非常に危険です。

## 予防歯科や歯科ドックとは

最近では歯に対する意識の高まりとともに、予防歯科をアピールする歯医者が増えてきました。しかし、予防歯科というのは歯科の標榜科目ではありませんので、保険診療歯科医院では予防歯科と標榜することはできません。

最近では、インターネットでは広告規制がゆるいためか、標榜科目として許されていないような治療内容について、自院のホームページでアピールする歯科医院が増えてきています。こうした歯科医院の中には、予防歯科に力を入れているとうたっている歯科医院も多く見かけます。また、インプラントセンターと同様の手口で、○○歯科△△予防歯科センターや、××歯科予防歯科センター併設といった表示をしている歯科医院も、数は多くありませんが存在します。予防歯科を実践している歯科医院というのは、口の健康を守ることに前向きな歯科医院であるという、良いイメージが与えられるからでしょう。

しかし、問題なのは予防歯科の中身です。

多くの歯科医院で行われている予防歯科というのは、定期検診や歯石取り、歯磨き指導、フッ素塗布などがメインとなっています。

しかし、先にも述べたように、これらはむし歯や歯周病の予防に何ら有効ではありません。予防にならない予防歯科をいくら実践したところで患者のためには決してならず、ただ単に患者を増やすための増患対策でしかありません。

しかも、一部の歯医者では、本来保険適応外なはずの予防歯科を保険適応にして行っているところもあります。患者が知らないうちに、このような不正に巻き込まれては、たまったものではありません。

最近は、予防歯科のほかにも、歯科ドックという言葉を耳にするようになりました。これは、自費でより精密な健康診断を行う人間ドックの、歯科バージョンのことです。人間ドック同様、歯科ドックもまた、自費診療ですので費用は安くはありません。

しかし、残念なことに歯科ドックは予防歯科にとって有効であるとは言えません。

歯科ドックは人間ドックのように、一般的な歯科の定期検診では調べないような細かい検査まで行ってくれます。CTなどの特殊な機材を使用する場合もあります。詳しく検査すればそれだけ安心と考える患者が多いためなのでしょう。

しかし、どんなに最先端の機材を使って、細かく口の中を検査しても、所詮は歯科検診の延長でしかありません。現在の歯科医療界ではむし歯は進行性の疾患であり、早期発見・早期治療が唯一の正しい選択肢と考えられています。歯科ドックもそのコンセプトに沿って行われていますから、むし歯や歯周病を早期に発見し、速やかに治療を行うよう勧告されます。

しかし、むし歯は早期であれば、削らずに食生活の改善を行うことで、再石灰化が起こって自然治癒したり、少なくとも進行が停止したりします。

それ以上進行しないむし歯なら、削らずに放っておくのが一番の得策です。歯周病もまた、外科的治療や薬物治療を行う前に、まずは低下した免疫力を回復させるため、食生活改善に努めるべきです。

歯科ドックを受けても、それは結局、過剰検診、過剰診療につながるだけなのです。高いお金を支払ってまで、歯科ドックを受ける意味などないと思ってください。

## 予防歯科から生まれた先住民食

ここまで、先住民族の食と健康との関係と、本質的な予防歯科の考え方について説明してきました。

私が考える本質的な予防歯科とは、先住民族の伝統食と健康との関係から学ぶことから、むし歯、歯周病、不正咬合などの口腔疾患のみならず、全身的な慢性疾患や精神疾患なども予防して、健康に長生きするための実践的な方法です。

また健康をもたらす先住民族の伝統食を学ぶだけではなく、逆に健康を退化させる近代食についても学ぶ必要があると考えています。

すなわち本質的な予防歯科とは、健康をもたらす先住民族の食生活を取り入れることと、健康を退化させる近代食を避けることが表裏一体となった、食生活の改善が根本となるものなのです。

私はこのような予防歯科における食生活改善法を、先住民食と名づけました。先住民食を実践することで、誰でも一生むし歯、歯周病、不正咬合と無縁の生活を送ることが可能となることでしょう。

私が提唱する先住民食の基本原則は次のとおりです。

①甘いものは何であれ、一切摂らないこと
②白米や精白小麦で作られたパン、麺類など、糖質の多いものはなるべく控えること
③加工食品、インスタント食品、保存食品、ファストフードなどの摂取をなるべく控えること
④植物油の摂取をなるべく控えること
⑤牛乳やヨーグルトは摂るとお腹がゆるくなる人はこれを避け、バターやチーズは積極的に

摂ること
⑥タンパク質、特に動物性タンパク質を積極的に摂ること
⑦新鮮な野菜を適度に摂ること
⑧動物性食品と植物性食品の摂取比率は、なるべく7：3にすること
⑨タンパク質、脂質、糖質の摂取比率はカロリーベースで、4：4：2になるようにすること

この9項目が先住民食の基本となります。

さらに妊娠前の女性は、生まれてくる子どもの不正咬合予防や、丈夫で元気な赤ちゃんを産むために、妊娠前に特別な栄養食を摂るべきです。

妊娠前の特別な栄養食というのは、レバーなどの動物の内臓、魚の目、貝類や甲殻類、魚卵など、鉄分やビタミンA、葉酸などを豊富に含む動物性食品です。先住民族の知恵から学ぶことで、我々も先住民族と同じ健康を手に入れることができるでしょう。

先住民食の基本原則のうち、①〜④は何を摂るかではなく、何を摂らないかを示しています。むし歯や歯周病の直接の原因となる甘いものはもちろん、様々な病気の原因ともなる糖質、加工食品、植物油もまた極力避けることが、何を摂るかよりも優先するのです。

そしてまた、基本原則⑤〜⑨でどのようなものをどのくらい摂ったら良いかを示しています。栄養豊富な食べ物をしっかりと摂ることで、人間本来の健康を手に入れ、維持していくことが可能になります。そしてこれは十分に実践可能な方法であり、私自身もう5年以上、この食生活を続けています。

これら先住民食の基本原則を実践するのはもちろんですが、実際に先住民食を取り入れる際には、次の点に注意してください。

- ●食事は一日3食しっかりと摂る
- ●食事は肉、魚介類、卵、チーズなどの動物性食品を中心として、これらを一日最低500g以上摂るようにする
- ●野菜は葉物野菜やキノコ類、海藻類といった、糖質の少ないものを添える程度に摂る
- ●食事は一口30回以上、よく噛んで食べるようにする

また、ご飯やパン、麺類などはもし食べるとしても、ご飯で茶碗半分、パンや麺類は一人前の半分で留めてもらいます。甘いものだけでなく、糖質自体にも依存性がありますか

ら、摂り過ぎには十分に注意する必要があります。

結局のところ、予防歯科というのは病気にならない生き方の実践なのです。

「健康の秘訣は健康な人たちから学べ」

ということで、健康で優れた肉体を持ち、むし歯も歯周病も不正咬合も無い先住民族から学ぶことで、我々もまた健康を手に入れ、病気と無縁の生活を送るべきでしょう。

## おわりに ——歯医者との上手な付き合い方

現在の歯科医療にまつわる様々な勘違いの元を、できるだけわかりやすく説明してきました。ここまで読んだ皆さんなら、歯医者を見る目もずいぶんと変わったことでしょう。そしてまた、歯医者にかからなければならなくなった時に、どうやって歯医者を選べば良いかもまた、おわかりになったことと思います。

そして、むし歯、歯周病、不正咬合になってから治療を受けるより、これらの疾患にならないようにすること、すなわち予防歯科こそが、最も重要であることがおわかりいただけたのではないでしょうか。

病気になってから救われようとしても、誰にも救えないし、私にも救えません。そうであるならば、病気にならないように普段から気をつけること、これこそがもっとも賢い生き方であり、有意義ですばらしい人生を送ることにつながることでしょう。

ところが本書で説明したような、本質的な予防歯科を伝えたり、患者に指導したりする歯科医院は今まで日本に存在しませんでした。そこで私は二〇一五年一月から保険外専門の予防歯科専門歯科医院を立ち上げ、現在に至ります。

私の考える予防歯科はあまりに今までの一般常識と違うため、なかなか理解してもらうのが難しく、日々発信し続けているのですが、なかなか広まっていないというのが実情です。

実際に本書を読んでいただいた方の多くは、今まで思っていた歯医者のイメージや、予防歯科の知識がまったく違っていたことに戸惑っておられることでしょう。

今はまだ確かに私の考えは一般的ではないかもしれません。しかし正しい知識はきっと人々に理解され、広まっていくことを期待して、これからも発信し続けていきたいと思います。

本書を読まれて私の考え方に共感された方はぜひ、先住民食を実践してみてください。先住民食を実践することによって、健康面や体調が良い方向に変化し、効果を実感できたなら、それを周りの人に広めていただきたいと願います。

世の中を変えるためには、人々が健康になれば良いのです。そうすれば病人や健康に不安を持つ人をカモにするような悪質な似非医療やマルチ健康商法は、自然と人々から求められなくなり、世の中が健全になっていくでしょう。

そして何より健康で充実した人生を送る人が増えれば、日本はもっと豊かで住みやすい、良い国になると思います。

一方で病気になる人が減ると、病気を治療することで生活している医療関係者は商売が成り立たなくなるでしょう。こんなことを言っている私も歯医者ですから、むし歯、歯周病、不正咬合が減ると、商売あがったりです。

しかし、そんなことよりも、病気で苦しむ人が減ることの方が大切ですし、素晴らしいことです。

私は歯医者という自分の仕事に固執するつもりはありません。自分の持つ治療技術が必要なくなる時が来たら、それこそ予防歯科専門歯科医院を作った甲斐があるというものです。本書が必要な人に届き、ひとりでも多くの人が救われることを願って、おわりの言葉とさせていただきます。

# おわりに ——歯医者との上手な付き合い方

## おもな参考文献

『デンタルカリエス　原著第2版　その病態と臨床マネージメント』

（Ole Fejerskov・Edwina Kidd：編／髙橋信博・恵比須繁之：監訳／医歯薬出版）

『Cohen's Pathways of the Pulp 11th edition』

（Kenneth M. Hargreaves・Louis H.Berman：著／ELSEVIER）

『クラウンブリッジの臨床　原著第4版』

（Stephen F.Rosenstiel・Martin F.Land・藤本順平：著／医歯薬出版）

『Lindhe 臨床歯周病学とインプラント　第4版［基礎編］』

（Jan Lindhe・Thorkild Karring・Niklaus P.Lang：編著／岡本浩：監訳／クインテッセンス出版）

『Lindhe 臨床歯周病学とインプラント　第4版［臨床編］』

（Jan Lindhe・Thorkild Karring・Niklaus P.Lang：編著／岡本浩：監訳／クインテッセンス出版）

『Lindhe 臨床歯周病学とインプラント　第4版［インプラント編］』

（Jan Lindhe・Thorkild Karring・Niklaus P.Lang：編著／岡本浩：監訳／クインテッセンス出版）

『CONTEMPORARY ORTHODONTICS 4th edition』

（William R.Proffit・Henry W.Fields, Jr・David M.Sarver：著／MOSBY ELSEVIER）

『Orthodontics and Dentofacial Orthopedics』

（James McNamara,Jr・William Brudon：著／黒田敬之：監訳／東京臨床出版）

『ITI Treatment Guide Vol.1　審美領域におけるインプラント治療　単独歯欠損修復』

（D.Buser・U.Belser・D.Wismeijer：著／勝山英明・船越栄次：監訳／クインテッセンス出版）

『ITI Treatment Guide Vol.2　インプラント歯学における荷重プロトコール　部分欠損患者』

（D.Wismeijer・D.Buser・U.Belser：著／勝山英明・船越栄次：監訳／クインテッセンス出版）

『ITI Treatment Guide Vol.3　抜歯部位へのインプラント埋入　治療オプション』

（D.Buser・D.Wismeijer・U.Belser：著／勝山英明・船越栄次：監訳／クインテッセンス出版）

『ITI Treatment Guide Vol.4　インプラント歯学における荷重プロトコール　無歯顎患者』

（D.Wismeijer・D.Buser・U.Belser：著／勝山英明・船越栄次：監訳／クインテッセンス出版）

『ITI Treatment Guide Vol.5　上顎洞底挙上術』（S.Chen・D.Buser・D.Wismeijer：著／黒江敏史・上浦庸司・勝山英明・船越栄次：監訳／クインテッセンス出版）

『ITI Treatment Guide Vol.6　審美領域における複数歯欠損』（D.Wismeijer・S.Chen・D.Buser：著／黒江敏史・勝山英明・船越栄次：監訳／クインテッセンス出版）

『ITI Treatment Guide Vol.7　インプラント患者への歯槽堤増生術　段階的アプローチ』

（S.Chen・D.Buser・D.Wismeijer：著／黒江敏史・勝山英明・船越栄次：監訳／クインテッセンス出版）

『ITI Treatment Guide Vol.8　インプラント治療における合併症』（D.Wismeijer・D.Buser・S.Chen：著／黒江敏史・勝山英明・船越栄次：監訳／クインテッセンス出版）

『食生活と身体の退化 ―先住民の伝統食と近代食 その身体への驚くべき影響―』

（W.A.Price：著／片山恒夫：訳／恒志会）

『「砂糖」をやめれば10歳若返る!』（白澤卓二：著／ベストセラーズ）

『白米中毒』（白澤卓二：著／アスペクト）

『フッ素信仰はこのままでよいのか ―反対論の学術的基盤―』（村上徹：著訳編／績文堂出版）

『歯医者が虫歯を作ってる』（長尾周格：著／三五館）

『歯医者が難病になってわかったこと』（長尾周格：著／三五館）

装幀　米谷テツヤ
本文デザイン　安野淳子
本文イラスト　N&Iシステムコンサルティング(株)
編集　赤坂竜也・松本卓也／竹書房

長尾周格
Nagao Shukaku

1973年北海道生まれ。歯科医、博士(歯学)。北海道大学歯学部卒業後、同大学大学院修了。「日本一の歯科医師」を目指し、いくつかの歯科医院に勤務しながら技術を磨き経験を積むものの、日本の歯科医療の質の低さや売り上げ至上主義経営の弊害を知るにおよび、「自分が正しいと確信できる治療」を行うため独立。「歯科業界には救いがない」と断じるに至った業界の実態と、むし歯や歯周病の真の原因から導き出した「予防歯科」という考え方を伝えるべく精力的に活動を展開中。現在、千葉県千葉市稲毛区で『稲毛エルム歯科クリニック』を開業している。著書に『歯医者が虫歯を作ってる』『歯医者が難病になってわかったこと』(共に三五館刊)がある。

---

歯医者の99%は手抜きをする
ダメな歯医者の見抜き方 いい歯医者の見分け方
2016年7月7日初版第一刷発行 検印廃止

著者 長尾周格
発行人 後藤明信
発行所 株式会社竹書房
〒102-0072 東京都千代田区飯田橋2-7-3
電話(代表):03-3264-1576
電話(編集):03-3234-6301
竹書房ホームページ http://www.takeshobo.co.jp
印刷所 共同印刷株式会社


ISBN978-4-8019-0750-8 C0047
定価はカバーに表示してあります。
落丁・乱丁本は当社にてお取り替えいたします。